한의 임상술기집
OSCE

집필진

경희대학교 한의과대학 임상술기집 편찬위원회

대표편자 이재동

편찬위원 강중원 김규석 김영철 김태우 박영재 박재우 백유상
이범준 이병철 이선행 이의주 이준희 이향숙 인창식
장문석 장보형 정우상 정원석 조성훈 황덕상

집 필 진 강중원 구본혁 권승원 김규석 김영철 김지혜 김태우
남동우 박연철 박영재 박재우 백유상 서병관 이승훈
이범준 이병철 이선행 이의주 이재동 이준희 이향숙
인창식 장문석 장보형 정우상 정원석 조성훈 진철 황덕상

한의 임상술기집

OSCE

경희대학교 한의과대학 임상술기집
편찬위원회

Objective
Structured
Clinical
Examination

고려의학
KOMB Korea Medical Book Publishing Company

발간사

경희대학교 한의과대학은 현대 한의학교육의 산실이었습니다. 1948년 동양대학관, 1953년 서울한의과대학, 1955년 동양의약대학, 1964년 동양의과대학 등의 전신을 거쳐 1965년 경희대학교 의과대학 한의학과로 자리잡았습니다. 이후 1971년 경희의료원 부속 한방병원 설립, 1976년 경희대학교 한의과대학 승격의 과정을 거쳐, 2018년에는 한의과대학관(신축) 개관과 함께 2030년 미래 비전 선포에 이르렀습니다. 이를 모태로 시작된 국내의 현대 한의학 교육은 2018년 현재 전국의 12개 한의과대학 · 한의학전문대학원, 대학 부속 한방병원의 형태를 갖추고 현대 사회가 요구하는 전문인을 양성해 국민 보건 향상에 이바지하고 있습니다.

격동하는 현대사회 속에서 의학교육 또한 큰 변화를 겪었습니다. 세계적으로 국제수준 의료인(global medical professional) 기준이 제시되면서 의료인은 국제적으로 통용될 수 있는 일정수준 이상의 자격을 갖출 것을 요구받았습니다. 또한 세계보건기구가 발표하는 <국제질병분류> 차기 개정판(ICD11)에는 한국 · 중국 · 일본의 한의학 병증진단 개념을 모델로 한 1개 챕터가 신설 · 편입되었습니다.

2019년부터는 모든 WHO 회원국과 세계 의료인들에게 한의학 병증진단 개념이 보편 현대의학의 일부로서 보급될 예정입니다. 또한 과거의 관행이었던 의학지식의 충족만으로는 사회가 필요로 하는 의료인의 자격을 갖추었다고 말하기 어려운 시대가 되었습니다. 의료인 양성과정은 의학지식의 기초가 튼튼하고 연구능력을 갖춘 의학자, 숙련된 의료 술기를 구사하고 소통 능력을 갖춘 의료인, 또한 전문인으로서의 품성과 윤리를 갖추어 지속적으로 스스로 학습하고 발전해가는 평생학습자를 양성하는 과정이어야 합니다. 무엇보다 미래가 요구하는 의료인은 인간 중심의 따뜻한 감성과 숙련된 술기 능력을 갖추고 환자와 가족, 지역사회, 세계보건에 이바지하는 전인적 의료를 실천할 전문인입니다. 이는 한의학의 철학과 경험, 의료현장이 일찍부터 세계 의료계에 전해 온 메시지이기도 하며, 이런 점에서 미래 사회에 한의학이 기여할 부분이 더욱 크다고 할 수 있습니다.

이번에 발간하는 『한의 임상술기집』은 이런 점에서 변화하는 의학교육을 잘 보여주는 결과물입니다. 본교의 여러 교수님들이 한의학 교육현장에서 임상술기 능력 배양을 위한 학습에 활용할 지침서를 편찬했습니다. 본 지침서는 그동안 변화해 온 교육과정과 또 변해갈 교육과정을 반영해 편찬되었고, 앞으로 현대 한의학 교육현장에서 중요한 가늠자 역할을 할 것으로 생각합니다. 본 지침서 외에 앞으로도 한의학 교육현장이 계속 개선 · 발전하는 모습을 보여 드리고자 합니다. 출간을 위해 애써 주신 여러 교수님들, 오늘도 교육현장과 임상 · 연구현장에서 노고를 아끼지 않으시며 한의학 발전과 국민보건 향상을 위해 노력하시는 여러분들께 감사를 드립니다.

2019. 1.

경희대학교 한의과대학 학장

이 재 동

손위생(손씻기와 장갑착용)은 거의 모든 OSCE의 공통부분입니다.
일반적인 라텍스장갑의 탈착방법은 다음과 같습니다.

착용

1. 장갑 봉투를 뜯는다.
2. 포장을 좌우로 펴고, 그림과 같이 접힌 부위를 펼친다.
3. 왼손으로 오른손쪽 장갑의 접힌 손목 부분을 잡고 장갑을 든다.
4. 오른손을 장갑에 넣고 왼손으로 손목을 당겨 오른손 장갑의 착용을 마친다.
5. 장갑을 낀 오른손으로 왼손쪽 장갑의 접혀있는 소매쪽으로 손가락을 넣어 장갑을 든다.
6. 왼손을 장갑에 넣고 오른손으로 당기어 왼손 장갑의 착용을 마친다.

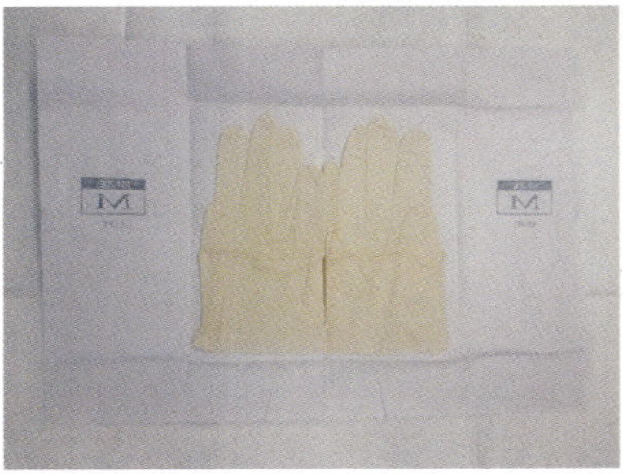

①

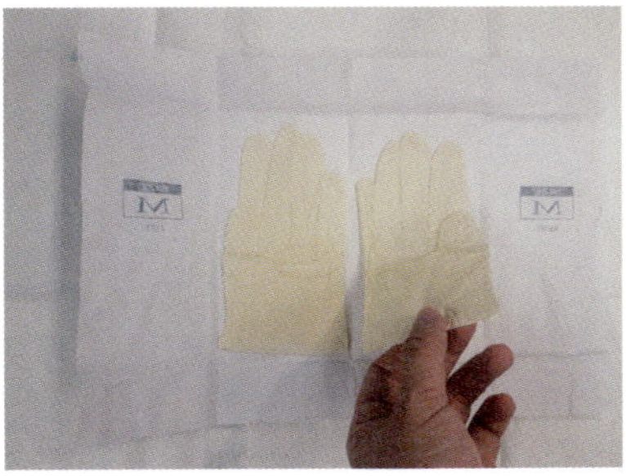

②

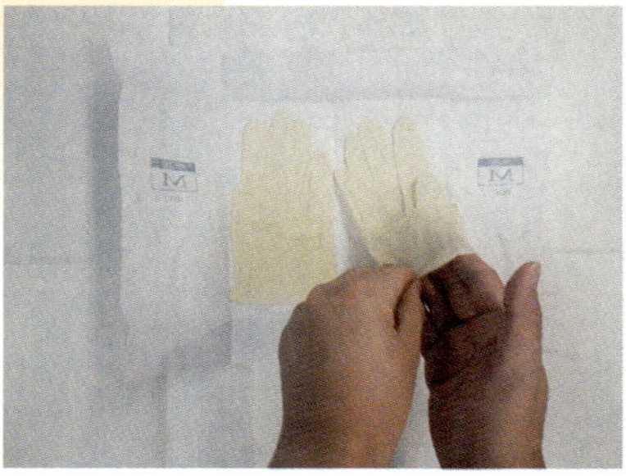

③

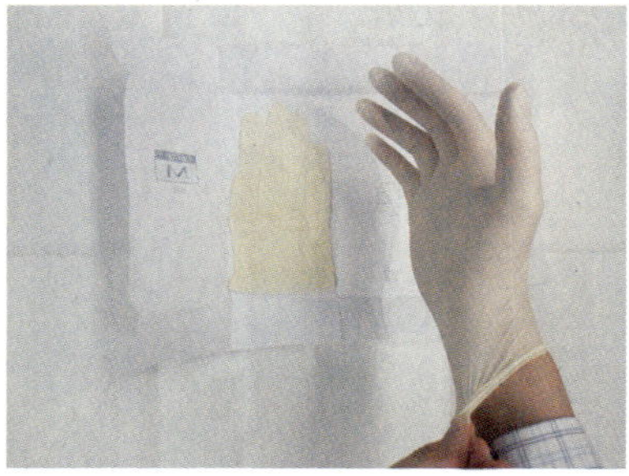

④

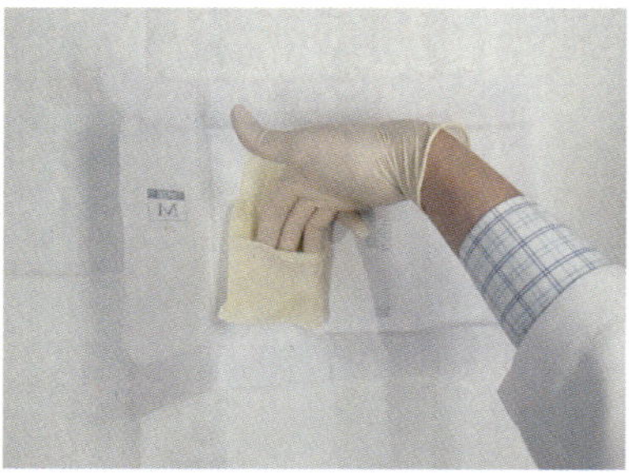

⑤

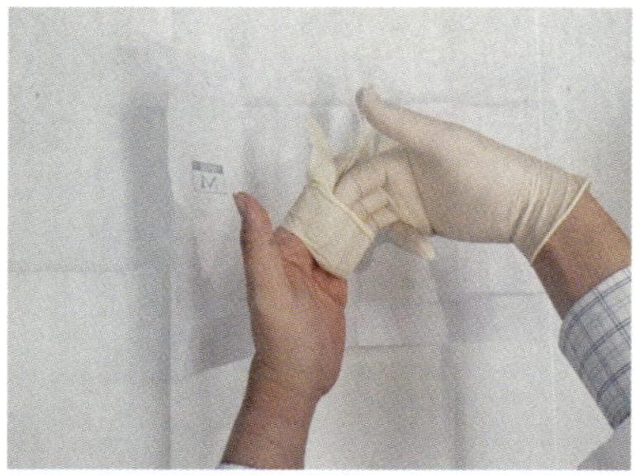

⑥

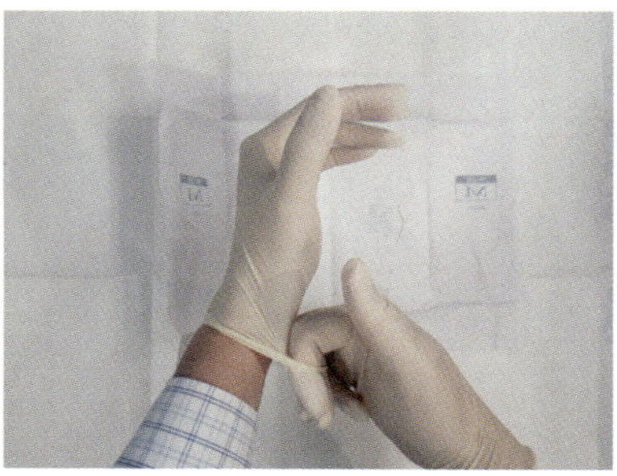

⑦

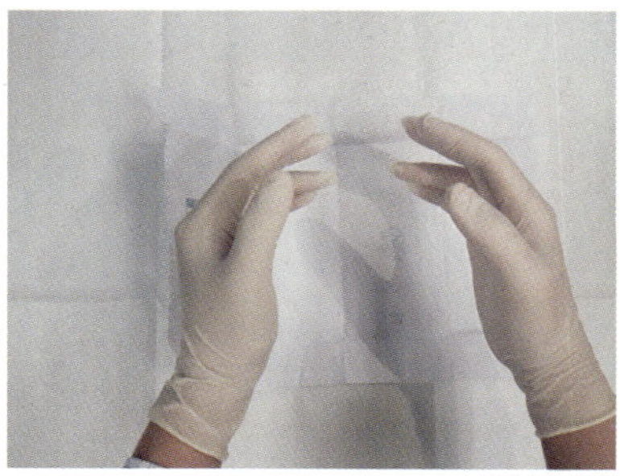

⑧

벗기

1. 오른손으로 왼손 장갑의 소매 바깥 쪽을 잡고 당기어서 뒤집어 벗는다.
2. 왼손을 오른손 장갑안에 넣어 뒤집어 벗는다.

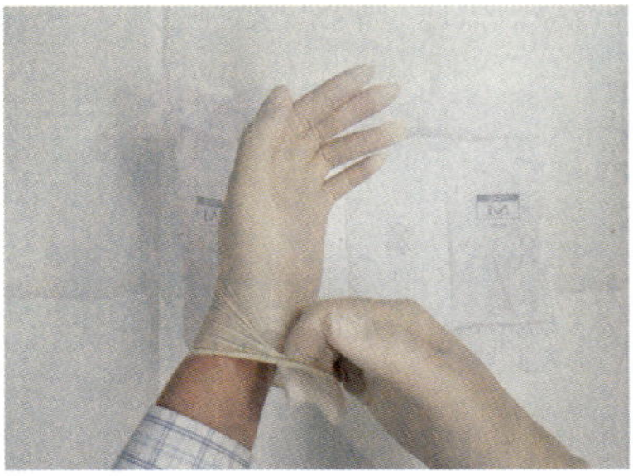
①

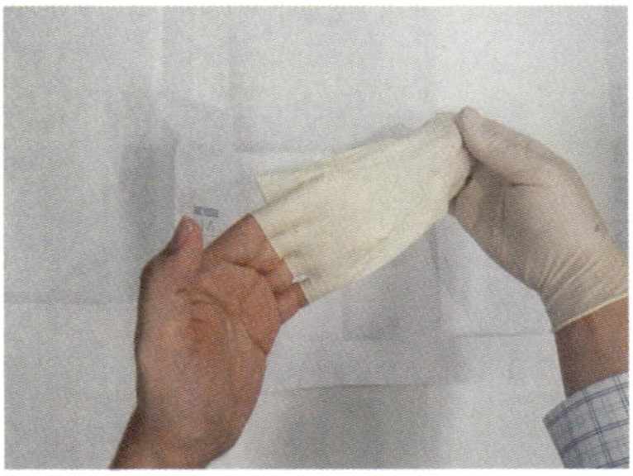
②

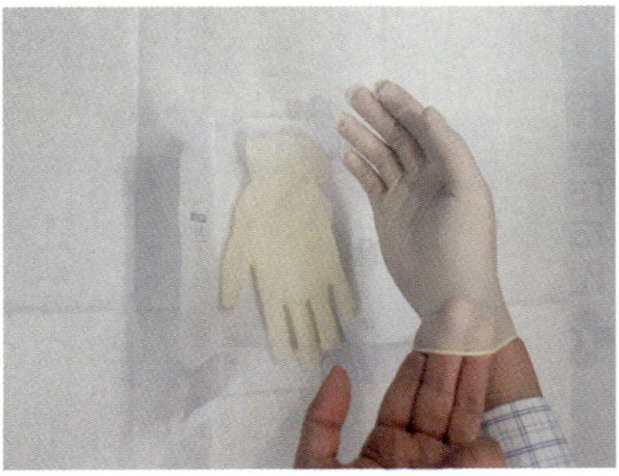
③

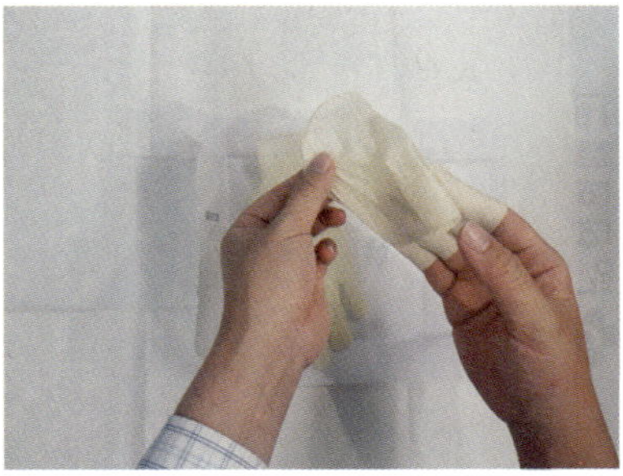
④

CONTENTS

01 정맥혈 채혈 / 1

1. 안내문 / 1
2. 절차 / 1
3. 평가항목 / 4
4. 참고문헌 / 5

02 동맥혈 채혈 / 6

1. 안내문 / 6
2. 절차 / 6
3. 평가항목 / 9
4. 참고자료 / 10
5. 참고문헌 / 11

03 단순흉부엑스선 설명 / 12

1. 기본 준비 / 12
2. 절차 / 12
3. 평가항목 / 15
4. 참고문헌 / 15

04 장부영상검사 설명(Brain CT) / 16

1. 안내문 / 16
2. 절차 / 17
3. 평가항목 / 19
4. 참고문헌 / 20

05 심기도(심전도) 검사 / 21

1. 안내문 / 21
2. 절차 / 22
3. 평가항목 / 25
4. 참고문헌 / 26

06 혈압검사 / 27

1. 안내문 / 27
2. 절차 / 28
3. 평가항목 / 31
4. 참고문헌 / 32

07 항문직장검사 / 33

1. 안내문 / 33
2. 절차 / 33
3. 평가항목 / 37
4. 참고자료 / 37
5. 참고문헌 / 39

08 시력검사 / 40

1. 안내문 / 40
2. 절차 / 40
3. 평가항목 / 43
4. 참고문헌 / 44

09 이경검사 / 45

1. 안내문 / 45
2. 절차 / 45
3. 평가항목 / 48
4. 참고문헌 / 48

10 정상분만 진행단계 관찰 / 49

1. 안내문 / 49
2. 절차 / 49
3. 평가항목 / 52
4. 참고문헌 / 52

11 체질진단 체형기상 검사 / 53

1. 안내문 / 53
2. 절차 / 53
3. 평가항목 / 55
4. 참고자료 / 55
5. 참고문헌 / 55

12 일반침자술(일반경혈침술, 사암침, 두침) / 56

1. 안내문 / 56
2. 절차 / 57
3. 평가항목 / 59
4. 참고문헌 / 59

13 이침(피내침)술 / 61

1. 안내문 / 61
2. 절차 / 61
3. 평가항목 / 63
4. 참고문헌 / 64

14 매선술 / 65

1. 안내문 / 65
2. 절차 / 66
3. 평가항목 / 67
4. 참고문헌 / 68

15 봉합술(매입봉합침술) / 69

1. 안내문 / 69
2. 절차 / 69
3. 평가항목 / 72
4. 참고문헌 / 73

16 침전기자극술 / 74

1. 안내문 / 74
2. 절차 / 75
3. 평가항목 / 76
4. 참고문헌 / 77

17 레이저침술 / 78

1. 안내문 / 78　2. 절차 / 78　3. 평가항목 / 81
4. 참고자료 : 레이저침술의 파장 / 81　5. 참고문헌 / 82

18 구술(직접애주구술 외) / 83

1. 안내문 / 83　2. 절차 / 84　3. 평가항목 / 86
4. 참고문헌 / 87

19 부항(자락관법 외) / 88

1. 안내문 / 89　2. 절차 / 89　3. 평가항목 / 91
4. 참고문헌 / 92

20 일반약침술(안전약침술, 약침마취술) / 93

1. 안내문 / 93　2. 절차 / 93　3. 평가항목 / 96
4. 참고문헌 / 96

21 혈맥 약침술 / 97

1. 안내문 / 97　2. 절차 / 97　3. 평가항목 / 100
4. 참고문헌 / 101

22 수혈 / 102

1. 안내문 / 102　2. 절차 / 102　3. 평가항목 / 104
4. 참고문헌 / 105

23 무균 가운과 장갑 착용 / 106

1. 안내문 / 106
2. 절차 / 106
3. 평가항목 / 110
4. 참고문헌 / 110

24 추나(단순후하방 장골교정법) / 111

1. 안내문 / 111
2. 절차 / 111
3. 평가항목 / 113
4. 참고문헌 / 113

25 관장요법(약물관장 기타) / 114

1. 안내문 / 114
2. 절차 / 115
3. 평가항목 / 117
4. 참고자료 / 117
5. 참고문헌 / 118

26 단순처치 / 119

1. 안내문 / 119
2. 절차 / 120
3. 평가항목 / 126
4. 참고자료 / 127
5. 참고문헌 / 128

27 염증성 처치 / 129

1. 안내문 / 129
2. 절차 / 130
3. 평가항목 / 135
4. 참고자료 / 136
5. 참고문헌 / 136

28 총관도수법 / 137

1. 안내문 / 137
2. 절차 / 137
3. 평가항목 / 140
4. 참고문헌 / 140

29 비위관삽관술 / 141

1. 안내문 / 141 2. 절차 / 141 3. 평가항목 / 143
4. 참고문헌 / 143

30 여성생식기 검체 채취 / 144

1. 안내문 / 144 2. 절차 / 144 3. 평가항목 / 146
4. 참고문헌 / 147

31 심폐소생술 / 148

1. 안내문 / 148 2. 절차 / 149 3. 평가항목 / 151
4. 참고문헌 / 151

32 심장전기충격술 / 152

1. 안내문 / 152 2. 절차 / 153 3. 평가항목 / 156
4. 참고문헌 / 156

33 기관내삽관 / 157

1. 안내문 / 157 2. 절차 / 158 3. 평가항목 / 161
4. 참고문헌 / 162

34 기도폐색이물질제거술 / 163

1. 안내문 / 163 2. 기본준비 / 163 3. 절차 / 163
4. 평가항목 / 168 5. 참고문헌 / 168

35 뼈관절 부목고정 / 169

1. 안내문 / 169　　2. 절차 / 169　　3. 평가항목 / 173

4. 참고자료 : 석고붕대 담그는 물의 온도 / 174

5. 참고문헌 / 174

36 염좌관절 압박붕대고정 / 175

1. 안내문 / 175　　2. 절차 / 175　　3. 평가항목 / 177

4. 참고문헌 / 178

01

정맥혈 채혈

학습목표	- 정맥 채혈을 시행할 알맞은 천자부위를 선택하고 정확히 시행할 수 있다. - 주사기를 이용해 정맥 채혈의 순서에 따라 부위에서 올바르게 채혈할 수 있다.
적응증	- 혈액형 감별 - 각종 생리적 지표의 확인 - 질병진단 - 수혈검사
준비사항	- 진료실 : 정맥 채혈 모형, 멸균 장갑, 혈액채취용 주사기, 채혈용 시험관, 쟁반(tray) : 주사기와 바늘, 소독 솜 등을 담을 쟁반, 받침대(팔꿈치 받침용), 압박띠, 알코올 솜, 멸균 거즈, 의료용 폐기물 통 - 환자 : - - 의사 : 가운, 필기구
절차요약	- 혈액 채취 전 : 손씻기, 인사/소개/환자 확인, 검사설명, 검사준비 - 혈액 채취 중 : 주사바늘이 혈관에서 빠지지 않게 주의 - 혈액 채취 후 : 5분간 압박 지혈을 권고, 지혈 시 문지르지 않게 권고

1. 안내문

가. 실습실 안내문 : 혈액 검사가 필요한 환자에게서 정맥에서 혈액을 신속하고 올바르게 채취하시오.

2. 절차

가. 혈액 채취 전 의사의 준비

1) 손씻기
2) 자기소개 및 환자 확인 : “안녕하세요. 학생의사 ○○○입니다. 이름과 나이가 어떻게 되시죠?”

(환자가 불편한 마음이 들지 않도록 따뜻하고 친절한 태도로 환자에게 혈액 채취를 하겠다고 말하고 검사목적과 내용에 대하여 설명한 후 동의를 구한다.)

3) 혈액 채취 전 환자 상태 점검

- 환자의 혈액 채취 부위에 피부질환이나 경화가 있는지 확인한다.

4) 손씻기

- 의사는 손을 깨끗이 씻는다.

나. 혈액 채취 전 환자와 채혈 부위 준비

1) 채혈을 위한 환자의 적절한 자세 지시

- 환자에게 팔오금 상부까지 보이도록 소매를 충분히 걷어 올리게 한다.

2) 채혈 부위 준비

- 의사는 소독장갑을 착용하고 채혈하는 팔의 어깨부터 손목까지 직선이 되도록 받침대를 팔꿈치 부위에 받친다.
- 채혈하고자 하는 정맥 상부 8~10 cm 부위를 압박띠로 묶는다.

  (압박띠를 1분 이상 묶어 둘 경우 혈액이 농축되어 검사에 영향을 줄 수 있으니 주의한다. 또한 혈관 관찰이 잘 되지 않을 경우 가볍게 혈관 부위를 두드리거나 주먹을 쥐도록 한다.)
- 혈관을 손으로 만져보아 염증이나 경화가 없이 채혈하기에 좋은 혈관을 찾은 후 압박띠를 푼다.
- 알코올 솜을 채혈할 부위의 피부를 중심에서부터 바깥쪽을 향하여 원을 그리면서 2~3회 닦는다.
- 채혈 부위의 알코올이 마른 것을 확인하고 채혈하고자 하는 정맥 상부 8~10 cm 부위 위팔을 압박띠로 묶는다.

다. 정맥혈 채혈

- 주사바늘의 캡을 제거하고 주사기와의 연결부위가 헐겁지 않도록 잘 조인다.
- 주사기 내의 공기가 남아 있지 않도록 플런저(plunger)를 몇 번 잡아당겨 움직여준다.
- 주사기의 용량 표시 눈금과 바늘의 사면이 일치하게 맞춘 후 채혈 바늘을 혈관에 약 20~30°의 각도로 삽입한다.
- 주사바늘과 주사기의 연결부위에서 혈액의 유입을 확인한 후 원하는 양만큼 채혈한다.
- 주사기의 플런저를 당길 때 정맥에서 바늘이 빠지지 않도록 주의한다. (급하게 플런저를 당기면 혈액이 용혈될 수 있다.)
- 5분간 압박 지혈하도록 환자에게 권고한다. 지혈부전, 감염의 원인이 될 수 있으므로 문지르지 않는다.

라. 시험관에 담기

- 주사기에 채혈된 혈액은 빠르게 시험관 옆면에 주사기 입구를 대고 부드럽게 주입한다.
- 혈액을 주입한 튜브를 5회 이상 up-down mix 한다. (응고를 방지하는 튜브는 8회 이상 mix한다.)
- 시험관에 환자의 이름과 병록번호를 적는다.
- 채혈 부위의 피가 멎었는지 확인 후 밴드를 붙인다.

마. 채혈 마무리

- 혈액 채취에 사용한 주사바늘과 주사기를 분리하여 폐기용기에 버린다.
- 검사가 어떤 절차로 진행되며, 결과가 언제 나오는지, 결과가 나오면 어떻게 하는지 환자에게 설명한다.

- 주사기 내의 혈액을 진공 튜브로 옮긴다.(검체를 다룰 때는 검사실까지 운반하는 동안 온도에 주의한다.)
- 장갑을 벗은 후 손 소독을 실시한다.

3. 평가항목

번호	평가 내용	점수		
1	의사는 검사 전 준비 사항을 잘 시행하였는가?	0	1	2
2	의사는 환자의 팔을 충분히 노출시켰는가?	0	1	
3	채혈할 부위를 올바르게 선택하였는가?	0	1	
4	채혈할 부위를 알코올 솜으로 소독 후 말리는 과정을 거쳤는가?	0	1	
5	사용할 주사기의 플런저를 당겨놓는 등의 전처리를 하였는가?	0	1	
6	채혈하고자 하는 정맥 상부 8~10 cm 부위의 상완에 올바르게 압박띠를 하였는가?	0	1	
7	혈관을 찌를 때 주사기의 경사면이 위로 향한 상태였는가?	0	1	
8	주사기를 찌를 때 피부 표면의 약 30° 각도를 유지하였는가?	0	1	
9	주사기 플런저를 과도하게 당기지 않고 자연스럽게 혈액을 흡인하였는가?	0	1	
10	혈액이 흡인되지 않아 바늘 방향을 바꿀 때 바늘이 피부 바로 밑까지 나온 상태였는가?	0	1	
11	채혈 후 주사바늘 삽입 부위에 거즈를 압박하며 주사기를 제거하였는가?	0	1	
12	환자나 보호자에게 문지르지 말고 5분 동안 압박하라고 권고했는가?	0	1	
13	채혈된 혈액을 신속하게 시험관 넣고 5회, 항응고제가 섞인 경우는 8~12회 부드럽게 섞어 주었는가?	0	1	
14	채혈에 사용된 주사기 등을 의료폐기물통에 분리 배출하였는가?	0	1	
15	의사는 검사가 끝난 후, 검사가 끝났음을 알리고 감사를 표한 후 결과에 대해 환자에게 요약 설명하였는가?	0	1	2
총점 (17)				

4. 참고문헌

1) 혈액학실험교재 편. 최신임상혈액학. 서울:대학서림. 2004:1-12.

2) Reichman EF, Simon RR, Emergency Medicine Procedures. New York:McGraw-Hill Education. 2004:297-313.

3) Marbas LL, Case E. Blueprints Clinical Procedures. Baltimore:Lippincott. 2004:80-1.

02

동맥혈 채혈

학습목표	– Allen's test(순환검사)를 정확하게 시행할 수 있다. – 주어진 모형에서 동맥혈 채혈을 순서에 맞게 빠르고 올바르게 할 수 있다
적응증	– 호흡곤란을 호소하는 환자의 병태생리를 파악하고자 할 때 – 의식장애 환자의 저산소증, 고탄산증, 산증 원인을 확인하고자 할 때 – 약물중독, 패혈증 쇼크 등에 위중하고 급박한 상태의 환자의 상태를 확인할 때 – 만성폐쇄폐질환 환자의 수술 위험도를 평가할 때
준비사항	– 진료실 : 소독장갑, 채혈용 시험관, 고무마개(주사침봉인용), 혈액채취용 주사기, 알코올 솜, 베타딘 소독제, 반창고, 멸균거즈, 손목받침대, 압박띠, 헤파린(heparin) 항응고제, 의료용 폐기용기 – 환자 : – – 의사 : 가운, 필기구
절차요약	– 혈액 채취 전 : 손씻기, 인사/소개/환자 확인, 검사설명, 검사준비 – 혈액 채취 중 : 주사바늘이 혈관에서 빠지지 않게 주의 – 혈액 채취 후 : 5분간 압박 지혈을 권고, 지혈 시 문지르지 않게 권고

1. 안내문

가. 실습실 안내문 : 혈액 검사가 필요한 환자에서 동맥에서 혈액을 신속하고 올바르게 채취하시오.

2. 절차

가. 혈액 채취 전 의사의 준비

1) 손씻기

2) 자기소개 및 환자 확인 : "안녕하세요. 학생의사 ○○○입니다. 이름과 나이가 어떻게 되시죠?"

(환자가 불편한 마음이 들지 않도록 따뜻하고 친절한 태도로 환자에게

혈액 채취를 하겠다고 말하고 검사목적과 내용에 대하여 설명한 후 동의를 구한다.)

3) 혈액 채취 전 환자 상태 점검

- 환자의 혈액 채취 부위에 피부질환이나 경화가 있는지 확인한다.

4) 손씻기

- 의사는 손을 깨끗이 씻는다.

나. 채혈 도구 준비

- 알코올 솜, 소독된 거즈, 집게를 드레싱 쟁반에 담는다.
- 헤파린 병의 입구를 알코올 솜으로 소독한다.
- 헤파린 병을 세우고 주사바늘을 찔러 공기 삽입 후 헤파린을 뽑아낸다.
- 플런저를 맨 아래까지 잡아당긴 다음 끝까지 밀어 헤파린을 주사기 내벽에 골고루 바른 후 주사기 안에 공기와 남은 헤파린을 모두 사출시킨다.
- 주사 바늘에 마개를 씌운 후 주사침을 빼서 버리고 새 주사침으로 바꾼다. (헤파린을 뽑아낸 후 주사기 바늘은 반드시 바꾼다.)

다. 혈액 채취 전 환자와 채혈 부위 준비

1) 채혈을 위한 환자의 적절한 자세 지시

- 환자에게 소매를 충분히 걷어 노동맥(radial artery) 부위가 잘 보이도록 한다.

2) 채혈 부위 준비

- 의사는 소독장갑을 착용하고 Allen's test를 시행하여 측부혈행을 확인한다. 환자의 동맥혈을 채취할 손을 심장보다 낮은 위치에 두고 양손의 엄지손가락으로 손목 양쪽을 동시에 세게 압박한다.
- 손바닥이 하얗게 된 것을 확인 후 압박을 천천히 풀어준다.
- 7~15초 이내에 손바닥 색이 붉은 색으로 돌아오는지 확인한다.
- 채혈하는 손목 아래 받침대를 놓아 받쳐 뒤로 젖혀지도록 하고 반

창고로 고정한다.
- 검지로 노동맥을 촉지하여 확인하고 가장 맥박이 분명한 동맥의 위치를 찾는다.
- 알코올 솜을 이용하여 채혈할 부위의 피부를 원을 그리면서 2~3회 닦는다.
- 알코올이 마른 것을 확인한다.

라. 동맥혈 채혈

- 주사침을 찌르는 순간 환자에게 따끔하다고 주의를 주어 움직이지 않도록 한다.
- 펜을 잡듯이 주사기를 쥐고 바늘의 경사면이 위로 향하도록 하여 피부 표면에 30~60° 각도를 유지하면서 천천히 동맥으로 밀어 넣는다. 혈액이 주사기를 밀고 들어올 때까지 바늘을 천천히 전진시킨다.
- 동맥 박동에 의해 주사기로 혈액이 역류하면 그대로 고정하면서 필요한 양만큼 뽑는다. 이때 플런저를 당겨 채혈하지 않는다.
- 혈액이 흡인되지 않으면, 천천히 바늘을 뽑으면서 피가 흡인되는지 확인한다. 피부 바로 밑까지 바늘을 뽑았는데도 혈액이 나오지 않으면 바늘 방향을 바꾸어 다시 천천히 전진시켜 본다.
- 원하는 양을 채혈 후 주사바늘을 뽑으면서 주사바늘 삽입 부위를 거즈로 단단히 압박한다. 이때 동맥혈행을 막지 않을 정도로 눌러야 한다.
- 환자나 보호자에게 문지르지 말고 5분 이상 압박하라고 권고한다.

마. 시험관에 담기

- 혈액을 얻은 후에는 주사기의 플런저를 조심스레 밀어 기포를 모두 제거해야 한다.
- 공기의 유입을 방지하기 위해 주사바늘을 고무마개로 막아 운반용기에 넣고 얼음을 넣어 즉시 검사실로 운반한다.
- 채혈 부위의 피가 멎었는지 확인 후 밴드를 붙인다.

마. 채혈 마무리

- 검사가 어떤 절차로 진행되며, 결과가 언제 나오는지, 결과가 나오면 어떻게 하는지 환자에게 설명한다.
- 검사 결과지에 검사 당시 흡입 산소농도와 검체 채취 시간을 반드시 기록한다.
- 장갑을 벗은 후 손 소독을 실시한다.
- 출혈이나 혈종이 생기지 않았는지 15분 후에 채혈 부위를 다시 확인한다.
- 동맥 맥박과 손톱의 모세혈관을 확인한다.

3. 평가항목

번호	평가 내용	점수		
1	의사는 검사 전 준비 사항을 잘 시행하였는가?	0	1	2
2	동맥혈 채혈에 사용할 주사기에 헤파린을 도포하고 제거하는 과정을 거쳤는가?	0		1
3	헤파린을 뽑아낸 후 주사바늘을 새 주사침으로 바꾸었는가?	0		1
4	의사는 환자의 손을 심장보다 낮은 위치에 두고 양손의 엄지손가락으로 환자의 혈액을 채취할 손목 양쪽을 동시에 압박했다 놓으며 손바닥 색이 15초 이내에 붉은 색으로 돌아오는 것을 확인하였는가?	0		1
5	채혈하는 손목을 받침대에 고정하였는가?	0		1
6	알코올 솜으로 채혈할 부위의 피부를 소독하고 말리는 과정을 거쳤는가?	0		1
7	혈관을 찌를 때 주사기의 경사면이 위로 향한 상태였는가?	0		1
8	주사기를 찌를 때 피부 표면의 약 30~60° 각도를 유지하였는가?	0		1
9	주사기 플런저를 당기지 않고 자연스럽게 혈액을 흡인하였는가?	0		1
10	혈액이 흡인되지 않아 바늘 방향을 바꿀 때 바늘이 피부 바로 밑까지 나온 상태였는가?	0		1
11	채혈 후 주사바늘 삽입 부위에 거즈를 압박하며 주사기를 제거하였는가?	0		1

12	환자나 보호자에게 문지르지 말고 5분 동안 압박하라고 권고 했는가?	0	1	
13	채혈 후 주사기를 위로 향하게 하여 공기를 배출한 후 공기유입을 막기 위한 고무마개로 봉인하였는가?	0	1	
14	의사는 검사가 끝난 후, 검사가 끝났음을 알리고 감사를 표한 후 결과에 대해 환자에게 요약 · 설명하였는가?	0	1	2
총점 (16)				

4. 참고자료

• Allen's test

동맥폐색증명법이고 손가락을 세게 쥐어 구혈(驅血)한 뒤, 검사자의 손가락으로 노동맥, 자동맥을 세게 압박했다가 검사하는 동맥의 압박을 해제한다. 순환부전에 따라서 출혈이 지연되거나 결여되거나 한다.

출처 : 간호학대사전, 1996. 3. 1., 한국사전연구사

Allen's Test and its Procedure

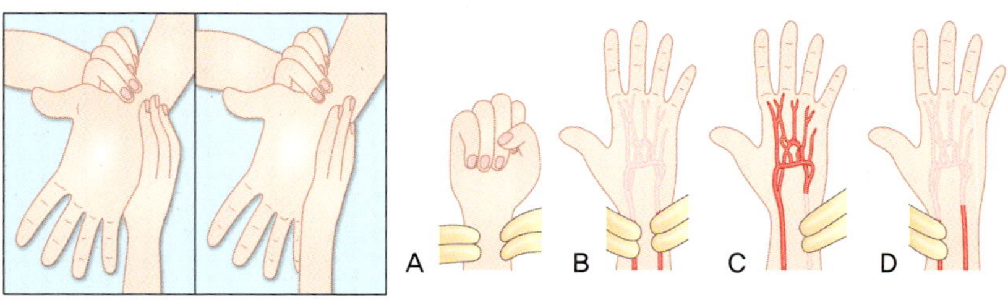

출처 : http://nursingexampaper.com/2017/06/allens-test-allen-test-uses-procedure-importance.html

5. 참고문헌

1) Reichman EF, Simon RR, Emergency Medicine Procedures. New York:McGraw-Hill Education. 2004:398-409.

2) Real OSCE. 의정부:메딕메디슨 학술국. 2018.

3) Lynn D. AACN (American Association of Critical-Care Nurses) 중환자간호 매뉴얼. 서울:군자출판사. 2008.

03

단순흉부엑스선 설명

학습목표	일반 흉부엑스선 사진의 정상과 비정상 소견을 파악하고 설명한다.
적응증	– 호흡기(기관, 기관지, 폐, 가슴막) 질환이 의심되는 경우 – 기흉 등 흉부 외상 – 이물질 흡인 등으로 인한 흡인성 폐질환 – 종격동 질환 – 대동맥 박리증 등의 심혈관계 질환
준비사항	– 진료실 : PACS (Picture Archiving and Communication System) 및 흉부엑스선 사진 – 환자 : – – 의사 : 가운, 포인터
절차요약	– 검사 전 : PACS 구동 및 환자 흉부엑스선 사진 준비 – 검사 후 : 검사결과 설명

1. 기본 준비

가. PACS 환자 명단에서 선택한 환자의 임상 정보를 확인한 후 영상보기를 실행한다.

나. 흉부엑스선 사진에 기록된 환자의 병록번호, 이름, 성별, 나이, 검사일자, 검사자세 및 방향표시, 오른쪽을 표시한 표식자의 위치를 확인한다.

2. 절차

1) 손씻기

2) 자기소개 및 환자 확인 : "안녕하세요. 학생의사 ○○○입니다. 이름과 나이가 어떻게 되시죠?"

자신의 소속과 신분, 이름을 밝힌 후, 일반흉부엑스선 판독을 하겠다고 말한다.

3) 환자의 나이, 성별, 검사일자, 흉부사진의 종류를 이야기한다.
"2018년 3월 2일에 시행한 ○○세 ○○○ 환자의 chest PA (posterioranterior)입니다."

4) 계통적으로 흉부 사진 전체를 파악한다.
① 흉부 방사선 사진이 적정하게 찍혔나 확인한다.
- 환자의 검사 당시 자세, 호흡정도, 촬영범위에 대해 간단히 설명한다.
- 환자의 양쪽 빗장뼈 머리의 중심선과 척추 극돌기(spinous process)가 일치하는지 확인하여 환자의 자세에 대해서 평가한다.
- 흡기 시에 가로막이 8~10번째 뒤갈비사이 또는 5~6번째 앞갈비사이에 위치해야 한다.(촬영이 포함된 범위를 관찰하여 폐첨부(lung apex)와 갈비가로막각(costophrenic angle, CPA)까지 충분히 사진에 포함되어 있는지 평가한다.)
② 연부조직의 대칭성, 부기, 조직면의 손실, 피하공기 등의 여부를 확인한다.
- 유방, 유두나 피하지방층 등의 변화를 확인한다.
③ 골격구조의 이상을 확인한다.
- 빗장뼈와 갈비뼈, 척추의 상태나 골절, 관절염성 변화에 대해 확인한다.
④ 가로막의 위치와 갈비가로막각(CPA)이 정상인가 확인한다.
- 가로막 아래 배의 왼쪽 윗부분을 관찰하고 오른쪽 윗부분을 관찰하면서 가스를 가지는 정상 구조물(위)에 대해 제시하고 이상 가스가 있으면 가리키며 특징을 설명한다.
- 정상적으로 왼쪽 가로막보다 오른쪽 가로막이 높은데, 한쪽 가로막이 이상하게 높으면 무기폐(atelectasis)나 기흉 등의 폐용적의 이상을 유발하는 질환을 의심해야 하고 편평한 가로막은 폐기종(emphy-

sema)을 의심해야 한다. 갈비가로막각(CPA)의 각이 둔각이 되었다면 100~200 ml의 흉수가 생긴 것을 의심해야 한다.

⑤ 종격동(Mediastinum)과 심장의 크기나 위치를 확인한다.

- 심장은 그 크기가 PA (posterioranterior)를 기준으로 흉곽의 1/2 이상이 되면 심비대를 나타내므로 심부전이나 심낭의 삼출을 의심한다.

⑥ 폐문(Hilus) 위치와 크기를 확인한다.

- 정상적으로 좌측 폐문이 우측 폐문보다 2~3 cm 정도 높으며, 종괴나 혈관의 비대에 의해 폐문의 크기가 커졌나 확인한다.

⑦ 기관(Trachea)의 편위가 있는지 확인한다.

⑧ 폐실질에서는 종괴, 혈관분포이상, 기관지의 이상소견을 확인한다.

- 양측 폐를 관찰하여 폐조직과 밀도에 변화가 있는 부위를 지적하면서 어느 부위에 위치한 병태이며 어떤 영상의학적 의미를 가지는지를 병태생리학적으로 설명한다.

5) 병변을 파악하고 병변의 양상에 대한 병태생리학적인 견지에서 구체적인 설명을 한다.

- 폐포성(Alveolar) 양상, 간질성(interstitial) 양상의 병변의 양상을 파악한다. 병변에 있어 폐경화(consolidation), 무기폐, 망상형(reticular), 속립성(miliary) 양상, 결절(nodule), 음영감소(radiolucent), 실루엣 징후, 공기기관지 음영 등을 확인한다.

6) 이상소견에 따른 병변에 대한 추정진단을 언급한다.

- 청취자에게 이상소견에 대한 병태생리와 함께 적절한 설명을 하고 추정진단을 언급한다.

  "상기 소견으로 보았을 때 폐렴으로 의심할 수 있습니다."

7) 감별진단이 필요한 경우 그 이유와 함께 설명한다.

   "감별 진단을 위해 객담검사나 폐CT 혹은 기관지 내시경을 시행해 볼 수 있습니다."

8) 프레젠테이션이 끝났다고 말하고 경청에 감사한다.

3. 평가항목

번호	평가 내용	점수		
1	프레젠테이션 전 준비 사항을 잘 시행하였는가?	0	1	
2	흉부엑스선 필름의 검사일자, 환자의 이름, 나이, 성별을 말하였는가?	0	1	
3	흉부엑스선 필름의 적정성 평가를 위해 환자의 자세, 호흡 정도에 대해 설명하였는가?	0	1	
4	연부조직과 골격조직에 대한 설명을 하였는가?	0	1	2
5	가로막의 위치와 갈비가로막각(CPA)에 대한 설명을 하였는가?	0	1	2
6	종격동과 심장의 크기와 위치에 대한 설명을 하였는가?	0	1	2
7	폐문의 위치와 크기에 대한 설명을 하였는가?	0	1	2
8	기관의 편위에 대한 설명을 하였는가?	0	1	
9	좌우폐를 비교하여 폐실질의 병변을 파악하여 설명하였는가?	0	2	4
10	병변의 양상을 파악하여 병태생리학적인 견지에서 구체적인 설명을 하였는가?	0	4	6
11	적절한 진단을 이야기하고 감별진단이 필요한 경우, 그 이유와 함께 설명하였는가?	0	1	2
총점 (24)				

4. 참고문헌

1) 부산대학교 한의학전문대학원. 한의학기본교육 임상술기지침 2018학년도. 부산:부산대학교 한의학전문대학원. 2018.

2) 장태영, 권형주. CPX.OSCE. 서울:퍼시픽북스. 2010.

OSCE

04

장부영상검사 설명(Brain CT)

단순 두부 컴퓨터 단층촬영 검사(Brain computed tomography) 프레젠테이션

학습목표	두부 컴퓨터 단층촬영 검사를 통해 이상 소견을 발견하여 뇌신경, 두부질환을 추정 진단할 수 있다.
적응증	– 뇌졸중(허혈성, 출혈성 뇌졸중) – 뇌종양 – 두부외상(뇌진탕, 외상성 경막하출혈 등) – 기타 퇴행성 뇌질환(치매, 파킨슨병 등)
준비사항	– 진료실 : PACS (Picture Archiving and Communication System), 지시봉, 밝기 조절 실내조명 – 환자 : – – 의사 : 가운
절차요약	– 판독 전 : 조명 조절, 환자 정보 파악 – 판독 중 : 영상 소견 확인 – 판독 후 : 판독 소견 정리 및 추정 진단 제시

1. 안내문

가. 실습실 안내문 :
제시된 두부 컴퓨터 단층촬영 검사 결과를 통해 뇌와 주변 해부학적 구조물의 상태를 확인하고 그 결과를 설명하시오.

나. 환자정보(예시)

- 70세 남성 장○○
- 금일 아침 발생한 우측 상하지의 힘 빠짐과 어눌한 발음을 주소로 내원했다.
- 내원 당시 활력징후를 측정한 결과, 다음과 같았다.
  - 혈압 : 180/110 mmHg
  - 맥박수 : 131회/분

- 호흡수 : 20회/분
- 체온 : 36.9℃

본 환자의 두부 컴퓨터 단층촬영 검사 결과를 제시한다. 제시된 영상을 확인한 뒤, 감독관에게 영상 소견을 프레젠테이션하고 이상 소견이 있을 시 적절한 감별진단 및 추후 계획을 언급하시오.

2. 절차

가. 판독 전

1) 조명 조절

판독 시작 전 조명을 조절한 뒤, 환자 정보를 파악한다.

"안녕하세요. 학생의사 ○○○입니다. 지금부터 두부 컴퓨터 단층촬영 검사 프레젠테이션을 시작하겠습니다. 본 환자 ▲▲세 □□□님, 남/여성 환자로 ㅁㅁㅁㅁㅁ을 주소로 내원하였습니다. 검사 일자는 △△△△년 △△월 △△일입니다."

나. 판독 중

지시봉으로 영상을 가리키며 소견을 설명한다.

1) 영상의 질 평가

"먼저 영상의 질을 평가하겠습니다. (지시봉으로 가리키며) 양측 유양돌기(mastoid process)에 해당하는 부위의 두께가 비슷합니다. 또한 안구 역시 대칭으로 확인됩니다. 따라서 절편 영상 양쪽이 동등한 높이에서 촬영된 것으로 생각됩니다. 따라서, 본 영상은 적절한 자세에서 촬영된 것으로 보입니다."

2) 각 절편별 저밀도(low density) 소견 유무 확인 → 뇌졸중, 뇌종양 등 확인

각 절편을 한 장씩 넘기며 뇌실질 또는 뇌실질-두개골 공간 내 저밀도

소견이 있는지 확인한다. 저밀도 소견이 있다면, 지시봉으로 해당부위를 정확히 가리킨 뒤, 추정소견을 언급한다.

(예시) "본 절편에서 좌측 속섬유막(internal capsule) 부위에 저밀도가 확인됩니다."

3) 각 절편별 고밀도(high density) 소견 유무 확인 → 뇌졸중, 뇌종양 등 확인

각 절편을 한 장씩 넘기며 뇌실질, 뇌실 또는 뇌실질-두개골 공간 내 고밀도 소견이 있는지 확인한다. 고밀도 소견이 있다면, 지시봉으로 해당부위를 정확히 가리킨 뒤, 추정소견을 언급한다.

(예시) "본 절편에서 지주막하강 전반(또는 sylvian fissure 또는 basal cistern)에 걸친 고밀도가 확인됩니다."

4) 각 절편별 뇌실(ventricle)과 구(sulcus)의 크기 확인 → 수두증, 치매 등 확인

각 절편을 넘기며, 뇌실이 확인되는 부위에서 뇌실의 비정상적 확대 혹은 축소 여부를 확인한 후, 해당부위를 지시봉으로 정확히 가리키며 소견을 설명한다. 구(Sulcus)가 확인되는 절편에서도 동일하게 구의 확대 여부를 확인한 뒤, 정확히 가리켜 설명한다.

(예시) "뇌실이 확인되는 절편들을 모두 확인한 결과, 뇌실의 확대 소견이 관찰됩니다."

(예시) "구가 확인되는 절편들을 확인한 결과, 비정상적인 구의 확대가 관찰됩니다."

5) 두개골 골절 여부 확인 → 두부 외상으로 인한 두개골골절 등 확인

두개골이 확인되는 부위에 비정상적으로 관찰되는 검은 선, 또는 두개골 표면의 비정상적 배열이 있는지, 두개골 내 검은 공기방울 양상의 소견이 있는지 확인하여 두개골 골절 여부를 확인한다.

(예시) "두개골에 명확한 골병변(definite bony destruction lesion)은 없습니다."

6) 종괴효과(Mass effect) 확인 → 두부 외상으로 인한 두개골골절 등 확인
뇌실질에 종괴효과가 있는지 확인한다. 뇌종양이나 뇌출혈로 인해 뇌의 정중선(midline)이 좌우 한 측으로 밀려있지 않은지 확인해야 한다.
(예시) "좌측 기저핵(basal ganglia) 부위의 출혈로 추정되는 고밀도 부위로 인해 뇌의 정중선이 우측으로 밀려있어 종괴효과가 있는 것으로 생각됩니다."

다. 판독 후

1) 판독 소견 정리와 함께, 추정 진단, 추가 필요 검사 제시
(예시) "본 환자분 우측 상하지 소력감과 발음 어눌함을 주소로 합니다. 단순 두부 컴퓨터 단층촬영 검사상, 좌측 속섬유막 부위의 고밀도 확인됩니다. 본 검사의 고밀도 소견은 뇌출혈 또는 석회화를 의미할 수 있으나, 이 경우, 급작스러운 발생이 있었다는 점, 고밀도 주변에 혈종 종괴효과를 추정되는 저밀도가 확인된다는 점에서 이는 급성 좌측 속섬유막 부위의 뇌출혈로 생각됩니다. 환자의 혈관 상태를 확인하기 위해 두부 혈관조영 컴퓨터 단층촬영 검사가 필요할 수 있습니다."

3. 평가항목

번호	평가 내용	점수	
1	판독 전 프레젠테이션을 위해 조명을 조절하였는가?	0	1
2	환자정보(성별, 나이 등)에 대해 언급했는가?	0	1
3	사진의 질에 대한 평가를 실시했는가?	0	1
4	저밀도 소견 유무를 확인했는가?	0	1
5	고밀도 소견 유무를 확인했는가?	0	1
6	뇌실(Ventricle)과 구(sulcus)의 크기를 확인했는가?	0	1

7	두개골 골절 여부를 확인했는가?	0	1
8	종괴효과(Mass effect)를 확인했는가?	0	1
9	감별 진단에 대해 언급하였는가?	0	1
10	추후 필요한 추가 검사를 설명했는가?	0	1
11	추정 진단을 적절히 제시하였는가?	0	1
총점 (11)			

4. 참고문헌

1) Takuwa F. 이승구 역. (정상영상과 비교하는) 두부 CT. 서울:한국의학. 2005.

05

심기도(심전도) 검사

학습목표	심장의 활동전류의 변화를 발견하여 심장관련 질환을 진단할 수 있다.
적응증	– 부정맥 – 협심증, 심근경색 등 허혈심장질환 – 고혈압으로 인한 심비대(고혈압성 심장질환) – 특별한 기질적 원인이 없는 두근거림, 흉통
준비사항	– 진료실 : 심기도 기기, 손 소독제, 젤 – 환자 : 인지장애 없을 것, 침대에 누운 자세 – 의사 : 가운
절차요약	– 검사 전 : 손 씻기, 검사설명, 검사 전 환자상태 점검, 올바른 자세 지시, 기기 점검, 소독 후 기기 부착 – 검사 중 : 부동자세 유지 지시, 파형 확인 후 측정, 결과 확인 – 검사 후 : 기기 제거, 결과 설명, 기기 종료, 손 씻기

1. 안내문

가. 실습실 안내문 : 심기도(심전도) 검사가 필요한 환자에게 심기도를 사용하여 심장의 활동전류 상태를 확인하고 그 결과를 설명하시오.

나. 환자정보

- 39세 남성 김○○
- 가슴 두근거림을 주소로 내원했다.
- 내원 당시 활력징후를 측정한 결과, 다음과 같았다.
  - 혈압 : 151/108 mmHg
  - 맥박수 : 131회/분
  - 호흡수 : 22회/분
  - 체온 : 36.9℃

본 환자에게 12유도 심기도(심전도) 검사를 진행 후, 검사 결과를 환자에게 올바로 설명하시오.

2. 절차

가. 검사 전

1) 손 씻기

소독제로 손을 씻는다.

2) 자기소개, 환자 확인 및 환자동의 취득

"안녕하세요. 학생의사 ○○○입니다. 이름과 나이가 어떻게 되시죠?"

"가슴 두근거림 관련 검사를 위해 심기도(심전도)를 검사하겠습니다. 괜찮으시겠습니까?"

3) 검사의의와 목적 설명

"심기도 검사는 심장기능 평가를 위한 비침습적 검사입니다."

"이 검사를 통해 심실비대, 심근경색, 부정맥 여부 등을 확인할 수 있습니다."

4) 검사 전 환자 상태 점검

- 환자의 소독약이나 젤에 대한 알레르기 여부를 확인한다.

  "혹시 소독약이나 젤에 대한 알레르기가 있으신가요?"

- 환자가 착용 중인 금속물질을 확인하고, 제거를 부탁하거나 직접 제거한다.

  "손목시계나 안경, 반지를 차고 계신가요? 이 외 금속 물품을 착용하고 계신 것이 있나요?"

5) 탈의 안내 및 지시

- 앞가슴 노출을 위해 상의 탈의가 필요함을 설명하고, 사지전극 부착부위를 걷어야 함도 설명한다.

  "검사를 위해 윗옷을 탈의해 주세요."

"양말을 내리시고, 소매도 걷어주시겠습니까?"

6) 검사를 위해 적합한 자세 지시

두 팔이 몸에 닿지 않게, 두 다리가 서로 닿지 않게 곧게 뻗은 자세로 앉도록 지시한다.

7) 검사 전 기기 점검

- 심전도 기기 전원을 켜고, 심기도 내 용지가 충분한지 확인한다.
- 동시에 사지유도, 흉부유도의 상태가 검사에 적합한지 확인한다.
- (이상 없을 시) 기기를 켠다.

8) 환자 사지 소독

- 알코올 솜으로 환자의 사지를 차례로 소독한다.

  "팔다리를 소독합니다. 조금 차갑습니다."

9) 사지유도 부착

- 사지유도를 부착한다.

  RA (aVR) : 오른팔(빨)

  LA (aVL) : 왼팔(노)

  RL (RF) : 오른발목(검)

  LL (aVF) : 왼발목(초)

10) 환자 흉부 소독

- 알코올 솜으로 환자의 흉부를 소독한다.

  "가슴 부분 소독합니다. 조금 차갑습니다."

11) 흉부유도 부착

- 흉부유도전극을 스티커 전극에 연결한 뒤, 흉부유도전극을 차례로 가슴에 부착한다.

  V1 : 4th Rt. Parasternal ICS (intercostal space)

  V2 : 4th Lt. Parasternal ICS

  V4 : 5th Lt. midclavicular ICS

  V3 : V2와 V4의 중간지점

V5 : 5th Lt. ant. axillary ICS

V6 : 5th Lt. mid. axillary ICS

12) 사지/흉부 전극 부착상태 재확인

전체 전극의 부착상태를 다시 한 번 확인한다.

13) 심기도 측정 세팅 확인

- 심기도 측정 세팅을 확인한다.
- 1 mV당 10 mm, 속도 25 mm/s로 측정한다.

나. 검사 중

1) 환자에게 부동자세 유지 지시

"편안한 자세로 있어주세요."

"심전도 측정하겠습니다. 움직이거나 말씀하지 말아주세요."

"의식적으로 호흡을 조절하셔서는 안됩니다."

2) 측정

파형이 안정된 것을 확인한 후, 측정 버튼을 누르고 용지가 출력되길 기다린다.

3) 결과 확인 및 검사 종료 설명

- 검사 결과가 제대로 출력되었는지 확인한다.
- 환자에게 검사 종료를 알린다.

  "검사가 종료되었습니다. 감사합니다."

다. 검사 후

1) 전극 제거 및 검사 중 불편사항 질문

- 부착된 전극을 제거하고, 몸에 묻은 젤을 닦아준다.

  "검사가 끝났습니다. 검사에 협조해주셔서 감사합니다."

  "전극 떼겠습니다. 묻어있는 젤도 닦아드리겠습니다."

  "검사 중 불편한 점은 없으셨는지요?"

2) 착의 지시

"다시 옷 입으시고 나와 주세요."

3) 검사결과 설명 및 결과에 대한 질문 받기

- 심전도 결과를 환자에게 알린다.

"심전도 검사결과가 나왔습니다. 심박수는 분당 ○○회로(서맥/정상/빈맥)에 해당하며, 심전도 리듬은 (정상/발작성 상심실성 빈맥/기타)입니다."

"결과에 대해 질문이 있으신가요?"

4) 기계 종료

- 심전도 측정기 전원을 끈다.
- 전극 스티커는 모두 떼고, 다음 사용을 위해 전극이 꼬이지 않도록 정리한다.

5) 손 씻기

소독제로 손을 씻는다.

3. 평가항목

번호	평가 내용	점수	
1	검사 전 소독제로 손을 소독하였는가?	0	1
2	환자정보(성별, 나이 등)를 확인하였는가?	0	1
3	심전도 검사에 대한 설명을 하고 동의를 구했는가?	0	1
4	소독약 및 젤에 대한 알레르기 여부를 확인했는가?	0	1
5	시계, 목걸이 등 환자에게 부착된 금속물을 제거했는가?	0	1
6	환자 앞가슴이 노출됨을 설명하고 알코올 솜으로 흉부유도 붙이는 부위를 닦았는가?	0	1
7	좌우 팔다리를 걷어 노드를 붙일 자리를 확보하고 알코올 솜으로 사지유도를 붙이는 부위를 닦았는가?	0	1
8	검사도구의 전원스위치 및 흉부유도, 사지유도, 심전도 전극 등을 확인하였는가?	0	1

9	좌우 손목 및 발목에 정확하게 유도를 부착했는가?	0	1
10	흉부유도 중 V1, V2를 정확한 위치에 부착했는가?	0	1
11	흉부유도 중 V4를 정확한 위치에 부착했는가?	0	1
12	흉부유도 중 V6, V3, V5를 정확한 위치에 부착했는가?	0	1
13	측정 시 움직이지 않도록 지시했는가?	0	1
14	심전도 측정 세팅을 확인하였는가?	0	1
15	심전도 측정기기 전원을 올바르게 켰는가?	0	1
16	파형이 안정되는 것을 확인한 후 검사지를 출력했는가?	0	1
17	결과를 환자에게 정확히 설명하였는가?	0	1
18	심전도 측정이 종료된 후, 전극을 환자에게서 뗐는가?	0	1
19	환자 몸에 남아 있던 젤을 잘 닦아주었는가?	0	1
20	사용이 끝난 전극을 가지런히 정리하였는가?	0	1
21	검사 후 손소독을 시행하였는가?	0	1
22	의사는 검사 동안 환자를 배려했는가?	0	1
총점 (22)			

4. 참고문헌

1) 부산대학교 한의학전문대학원. 한의학기본교육 임상술기지침 2018학년도. 부산:부산대학교 한의학전문대학원. 2018:197-202.

2) 퍼시픽 학술국. 5 minutes OSCE 5판. 서울:퍼시픽북. 2018:258-68.

06

혈압검사[1)]

학습목표	- 혈압 측정을 위해 적절한 혈압 측정띠를 선택할 수 있다. - 혈압계를 이용하여 적절한 방법으로 혈압을 측정할 수 있다.
적응증	- 활력징후 측정 - 고혈압 진단 - 저혈압 진단
준비사항	- 진료실 : 수은 혈압계 - 환자 : 운동, 담배, 커피, 술 등 혈압에 영향 줄 수 있는 요인 배제 - 의사 : 가운 및 청진기
절차요약	- 검사 전 : 혈압계 준비, 환자확인, 검사설명 및 동의취득, 검사 전 환자상태 점검, 손 씻기, 검사를 위한 적절 자세 지시, 혈압계 부착 - 검사 중 : 청진기 착용, 공기주머니에 공기 주입 및 제거, 수축기/이완기 혈압 측정 - 검사 후 : 혈압기록, 혈압 재측정, 측정마무리, 손 씻기

1. 안내문

가. 실습실 안내문

혈압측정이 필요한 환자에게 혈압계를 사용하여 혈압을 측정하고 그 결과를 설명하시오.

나. 환자정보

61세 여성 이○○의 내원 당시의 기본활력징후 확인을 위해 혈압을 측정하고자 한다. 본 환자의 혈압을 측정하고 그 결과를 환자에게 설명하시오.

1) 본 항목은 2020년 이후에는 수은혈압계 사용 금지로 개정될 예정임.

2. 절차

가. 검사 전 의사의 준비

1) 수은혈압계 준비 및 측정환경 점검
   - 수은혈압계를 준비하여 의사의 눈과 같은 위치에 오도록 하고 수직으로 유지한다.
   - 방은 조용하고 쾌적한 온도가 되도록 한다.
2) 자기소개 및 환자확인, 검사 설명 및 환자 동의 취득
   "안녕하세요. 학생의사 ○○○입니다. 이름과 나이가 어떻게 되시죠?"
   - 환자에게 혈압을 재겠다고 말하고 검사 목적과 내용에 대해 설명한 후 동의를 구한다.
     "혈압 측정은 기본적인 활력징후인 혈압을 측정하기 위해 혈압계를 이용하며 비침습적이고 간접적인 검사입니다. 혈압을 측정해도 괜찮으시겠습니까?"
3) 검사 전 환자 상태 점검
   - 환자에게 혈압에 영향을 주는 조건(운동, 담배, 커피, 술 등)이 있었는지 확인하고 바닥에 발이 닿는 의자에서 적어도 5분 동안 조용히 안정하도록 한다.
4) 손 씻기
   - 의사는 손을 깨끗이 씻는다.

나. 측정 전 환자와 혈압계 준비

1) 검사를 위한 환자의 적절한 자세 지시
   - 환자에게 등받이가 있는 의자에 등을 기대어 앉도록 하고, 의사도 의자에 앉는다.
   - 환자에게 혈압을 측정할 팔을 환자의 허리보다 약간 높은 책상 위에 올려 환자의 위팔동맥(brachial artery)이 심장 높이로 오도록 팔

을 위치시키고 팔꿈치를 약간 굽힌 상태에서 팔에 힘을 빼도록 한다.
- 환자에게 양해를 구한 후 팔의 소매를 걷어 환자의 팔을 충분히 노출시킨다.

2) 혈압계 준비
- 정확한 측정을 위하여 적절한 크기의 혈압 측정띠를 선택한 후 공기주머니 내의 공기를 모두 제거하고 고무 펌프 및 압력계에 연결한다.

3) 혈압 측정띠 감기 및 공기주머니 팽창시키기
- 공기주머니의 중심을 위팔동맥의 위에 놓고 혈압측정띠의 아래 경계부분이 적어도 팔꿈치 접히는 선의 위쪽으로 2~3 cm(1인치) 정도 몸쪽(proximal)에 놓이게 위치시킨 후 감는다.
- 고무펌프를 잠근다.
- 환자의 노동맥(radial artery)을 손가락으로 느끼면서 고무 펌프를 펌프질하여 노동맥의 맥박이 사라질 때까지 급속히 공기주머니를 팽창시킨 다음, 이때의 압력을 읽고 여기에 30 mmHg를 더한다.
- 즉시 공기주머니의 공기를 완전히 빼고 15~30초 동안 기다린다.

다. 혈압측정

- 청진기를 귀에 착용하고 청진기의 박막판(diaphragm) 혹은 종(bell)에서 소리가 들리도록 조정한 후 소리가 잘 들리는지 확인한다.
- 청진기의 박막판 혹은 종을 위팔동맥 위에 가볍게 놓고 가장자리 둘레 전부가 밀폐되도록 주의한다.
- 고무펌프의 밸브를 막은 후 펌프를 이용하여 공기주머니에 공기를 빠르게 주입하고 조금 전에 측정한 수치 + 30 mmHg만큼 팽창시킨다.
- 고무펌프의 밸브를 열어서 1초당 약 2~3 mmHg 정도로 천천히 공기를 뺀다.
- 공기주머니의 공기를 빼면서 청진기로 들려오는 첫 번째 심장 박동음(처음으로 연속해서 소리가 들리는 Korotkoff 음의 제1상)이 들리

는 수은주의 높이가 바로 수축기 혈압이다.

- 계속 공기가 빠지면서 심장 박동 음이 들리고 더 이상 심장 박동 음이 들리지 않을 때까지 압력을 천천히 내린다. 이때(소리가 완전히 사라지는 Korotkoff 음의 제5상)의 압력이 바로 이완기 혈압이다.
- 소리가 들리지 않는 지점에서 10~20 mmHg을 더 천천히 내린 다음, 압력이 0이 되도록 신속히 내린다.
- 수축기 혈압과 이완기 혈압은 모두 2 mmHg 간격으로 측정한다.

라. 혈압 기록

- 수축기 혈압과 이완기 혈압을 기록한다. 혈압을 나타낼 때에는 수축기 혈압을 먼저 쓰고 사이에 "/"을 그은 다음에 이완기 혈압을 쓰고 단위를 붙인다.

마. 혈압 재측정

- 위와 같은 방법으로 2분 후에 다시 측정한 후 기록한다.
- 2분 간격으로 측정한 두 번 이상의 측정치를 평균하여 기록한다.

바. 혈압 측정 마무리

- 환자의 팔에서 혈압 측정띠를 풀고 측정한 혈압을 알려준다.
- 공기주머니의 공기를 완전히 빼고, 펌프의 밸브를 잠근다.
- 의사는 손을 씻는다.

3. 평가항목

번호	평가 내용	점수		
1	의사는 검사 전 준비 사항을 잘 시행하였는가?	0	1	2
2	의사는 올바른 크기의 혈압 측정띠는 선택하였는가?	0	1	
3	의사는 환자의 팔을 충분히 노출시켰는가?	0	1	
4	팔을 심장 높이에 두고 손바닥이 위를 향하도록 팔꿈치를 펴도록 했는가?	0	1	
5	공기주머니 내의 공기를 모두 제거하고 고무 펌프의 밸브가 자유로이 움직이게 했는가?	0	1	
6	위팔동맥 위에 혈압 측정띠의 중앙이 오도록 하고 팔꿈치 접히는 선 1인치가량 위에 혈압 측정띠를 편하고 반듯하게 놓았는가?	0	1	
7	노동맥을 손가락으로 촉진하면서 고무 펌프를 펌프질하여 노동맥의 맥박이 사라지는 지점에서 30 mmHg 위로 공기주머니를 부풀린 다음 천천히 밸브를 풀어놓고(공기주머니의 공기를 뺀다), 맥박이 다시 느껴질 때를 읽어 기록하였는가?	0	1	
8	왼손을 위팔동맥에 놓고 맥박이 촉지되는 곳에 직접적으로 청진기의 박막판(diaphragm) 혹은 종형(bell)을 놓았는가?	0	1	
9	오른손으로 밸브를 시계방향으로 돌려 잠그고, 혈압기가 맥박이 감소된 지점 위로 30 mmHg를 기록할 때까지 공기주머니를 부풀리기 위해 펌프를 압축하였는가?	0	1	
10	수은이 초당 2~3 mmHg 속도로 떨어지도록 밸브를 천천히 시계반대방향으로 돌리며 청진기로 Korotkoff 음을 들어 수축기와 이완기 혈압을 구별하여 기록하였는가?	0	1	
11	두 번째 혈압을 재기 전에 2분간 기다렸는가?	0	1	
12	두 번째 혈압을 측정한 후 측정치를 평균하여 기록하였는가?	0	1	
13	환자의 팔에서 혈압 측정띠를 풀고 공기주머니의 공기를 빠르고 완전하게 빼고 펌프의 밸브를 잠갔는가?	0	1	
14	압력계의 수은기둥 스위치를 OFF로 하고 뚜껑을 닫은 후 제 위치에 두었는가?	0	1	
15	의사는 검사가 끝난 후, 검사가 끝났음을 알리고 감사를 표한 후 결과에 대해 환자에게 요약 설명하였는가?	0	1	2
총점 (17)				

4. 참고문헌

1) 올바른 혈압 측정. 국민고혈압사업단. http://www.hypertension.or.kr/

2) Mathers LH, Frankel LR. Pediatric emergencies and resuscitation. In Nelson Textbook of Pediatrics 18th ed. Philadelphia:Saunders. 2007:389.

3) Bickley LS. Bates' Guide to Physical Examination and History Taking. 8th ed. Philadelphia:Lippincott Williams & Wilkins. 2003:106-11.

4) 부산대학교 한의학전문대학원. 한의학기본교육 임상술기지침 2018학년도. 부산:부산대학교 한의학전문대학원. 2018.

07

항문직장검사

학습목표	– 항문, 직장 진찰에 적당한 환자 자세를 취할 수 있게 하고, 육안 관찰, 촉진, 직장수지검사를 시행하여 항문 및 직장의 이상을 발견할 수 있게 한다. – 환자에게 검진 결과를 설명할 수 있다.
적응증	– 직장암 선별검사 시 – 전립선암 선별검사 시 – 배변습관의 변화, 배변 시 통증, 압통 시 – 혈변, 항문직장출혈, 항문통증 시 – 배뇨 이상, 소변줄기가 약할 때 – 자궁 부속기 또는 골반의 이상 시 – 복막 이상 시 : 직장 선반(rectal shelf), 막힌관(cul-de-sac) 등
준비사항	– 진료실 : 항문 직장 모형, 장갑, 윤활 젤리, 휴지, 시트 및 타월 – 환자 : – – 의사 : 가운
절차요약	– 검사 전 : 손 씻기, 인사/소개/환자 확인, 검사설명, 검사준비 – 검사 중 : 삽입 전 관찰, 삽입 후 관찰 – 검사 후 : 관찰결과 기록, 검사결과 설명, 손 씻기

1. 안내문

가. 실습실 안내문

항문, 직장 진찰이 필요한 사람(모형)에게 적절한 자세를 취하게 하여, 항문 주위를 살펴보고, 수지검사를 통해 직장 내부를 진찰한 후 결과를 설명하시오.

2. 절차

가. 검사 전

1) 손 씻기

2) 자기소개 및 환자 확인

"안녕하세요. 학생의사 ○○○입니다. 이름과 나이가 어떻게 되시죠?"

- 환자가 불편한 마음이 들지 않도록 따뜻하고 친절한 태도로 환자에게 항문 직장 진찰을 하겠다고 말하고 동의를 구한다.
- 환자에게 정기검진인지, 다른 문제가 있는지 물어본다.

3) 검사설명

"이제 항문직장검사를 하려고 합니다. 육안으로 항문부위를 살펴보고, 손가락을 항문에 삽입하여 직장부위를 살펴보는 검사입니다. 장갑에 윤활제를 충분히 바른 상태에서 삽입을 하여 불편감을 최소한으로 하겠지만, 온도 차이에 따라 차게 느껴져서 조금 불편할 수 있지만 크게 상처가 나지는 않을 겁니다."

4) 검사준비

- 환자에게 왼쪽을 아래로 하여 눕도록 하고 엉덩이 부위를 의사에게 가깝게 진찰대 가장자리로 위치시킨 후, 환자의 오른쪽 고관절부와 슬관절을 직각 이상으로 구부려 시야를 좋게 한다.
- 왼쪽 다리는 반쯤 편 상태로 한다.(그림 7-1)
- 엉덩이가 다 보이도록 하의를 충분히 내린 후 시트나 타월로 항문 직장 부위를 제외한 다른 부위(항문 아래쪽)를 덮어 잘 가려준다.
- 조명을 조정하여 항문 부위가 잘 보이도록 한다.
- 의사는 장갑을 끼고 환자의 등 쪽에 위치한다.

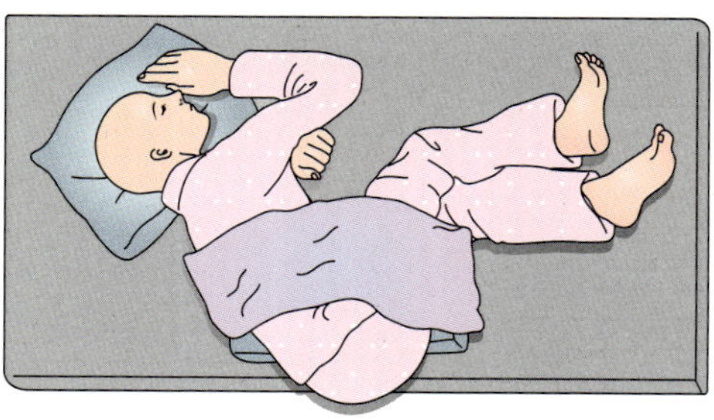

그림 7-1. **왼쪽 외측 자세**

나. 검사 중

1) 삽입 전 관찰

가) "먼저 항문 주변을 진찰하겠습니다."(양 손으로 엉덩이를 벌린 후 시진하여 엉치 꼬리뼈와 항문 주위에 부어 보이는 부위, 궤양, 염증, 발적, 틈새, 누공 또는 피부박탈이 있는지 확인한다.) (그림 7-2)

나) "이제는 항문 주변을 만지면서 진찰하겠습니다."(항문 주변을 만지겠다고 말한 후 항문 주변을 모두 촉진하여 부은 부위나 압통이 있는지 조사한다.)

다) "변 볼 때처럼 힘을 주어보십시오."(환자에게 변 볼 때처럼 힘을 주도록 하여 튀어나온 부위가 있는지 확인한다.)

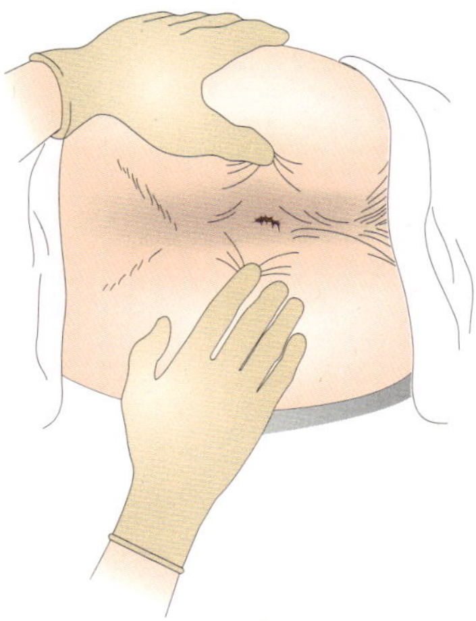

그림 7-2. **항문 직장 시진**

2) 삽입 후 관찰

가) 의사는 장갑을 낀 오른손 검지에 윤활 젤리를 바르고 왼손으로 엉덩이를 젖힌다.

나) "좀 차가울 수 있고, 장이 움직이는 느낌이 들 수도 있습니다." (환자에게 항문에 젤리를 바르면 차가울 수 있으며 장이 움직이는 듯

한 느낌이 들 수 있다고 설명한다.)

다) "항문 안쪽을 검사하겠습니다."(환자에게 항문 안을 검사한다고 말한 후, 의사는 오른손 검지를 환자의 항문 위에 갖다 놓고 손가락 바닥면으로 부드럽게 압박을 가한다.)

라) 환자에게 깊은 숨을 쉬도록 하거나, '아' 소리를 내게 한 뒤에 항문 괄약근이 이완될 때 오른손 검지를 항문 안으로 넣는다.

마) 항문 괄약근력(긴장도)을 확인하고 압통, 경화, 부어 있는 부위 등이 있는지 촉진한다.

바) 직장 안으로 가능한 깊이 손가락을 삽입하고 시계방향으로 돌려서 환자의 오른쪽 직장표면을 가능한 많이 촉지한 후 시계반대방향으로 돌려서 왼쪽 및 후방 쪽 표면을 촉지한다.

다. 검사 후

가) "지금 손가락을 빼겠습니다." (환자에게 지금 손가락을 뺄 것이라고 알리면서 부드럽게 빼내고 환자의 항문을 닦아주거나 휴지를 이용하여 스스로 닦도록 한다.)

나) 관찰결과 기록 : 진찰한 검지를 살펴 대변의 색깔까지 확인한 후에 기록지에 항문, 직장 부위를 그려 관찰 결과, 소견을 기록한다.

다) 검사결과 설명 : "항문, 직장검사가 끝났습니다. 협조에 감사합니다. 이제 옷을 입으셔도 됩니다. 불편한 점은 없으셨나요? 검사 결과 항문 부위에는 ○○○ 소견, 직장에서는 ○○○ 소견이 나왔습니다."

라) 손 씻기

3. 평가항목

번호	평가 내용	점수		
1	의사는 진찰 전 준비 사항을 잘 시행하였는가?	0	1	2
2	항문과 직장 부위를 제외한 다른 부위를 시트나 타월로 잘 덮어 주었는가?	0		1
3	항문 진찰 시 환자의 체위를 정확히 취하였는가?	0	1	2
4	항문 부위를 충분히 노출시키고 시진을 시행하였는가?	0	1	2
5	항문 주위를 충분히 촉진하였는가?	0	1	2
6	환자에게 젤리를 바르니 항문이 차가울 수 있고 진찰할 때 장이 움직이는 느낌이 들 수 있다고 설명하였는가?	0	1	2
7	오른손 검지에 윤활 젤리를 충분히 묻히고 항문에 부드럽게 삽입하였는가?	0	1	2
8	촉진 시 손가락을 항문관 끝까지 집어넣고 나서 뺀 후 손가락 끝에 묻은 것을 확인하였는가?	0	1	2
9	환자에게 손가락을 뺄 것이라는 설명을 하고 손가락을 부드럽게 항문에서 뺐는가?	0		1
10	의사는 진찰을 하는 동안 환자를 배려하였는가?	0	1	2
총점(18)				

4. 참고자료

항문직장 진찰의 다양한 자세

항문과 직장은 여러 자세로 검사할 수 있다. 등을 대고 눕거나, 왼쪽으로 눕거나, 선 채로 진찰대에서 구부린 채로 시행할 수 있다.

1) 잭나이프 자세 : 고가의 진찰대가 필요하고 환자에게는 가장 불편한 자세이지만 진찰자는 가장 좋은 시야를 쉽게 얻을 수 있으며 수술실에서 항문 수술 시 흔히 취하는 자세이다.(그림 7-3)

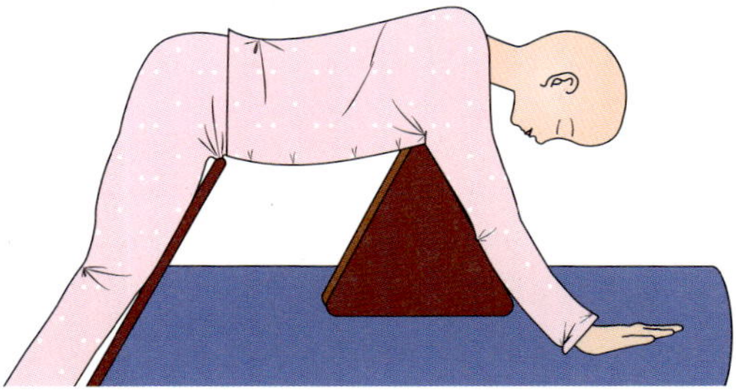

그림 7-3. **잭나이프 자세**

2) 무릎가슴 자세 : 잭나이프 자세에 비해 편하나 환자에게 거부감을 주는 자세이며 진찰자도 보기 흉한 자세가 된다.(그림 7-4)

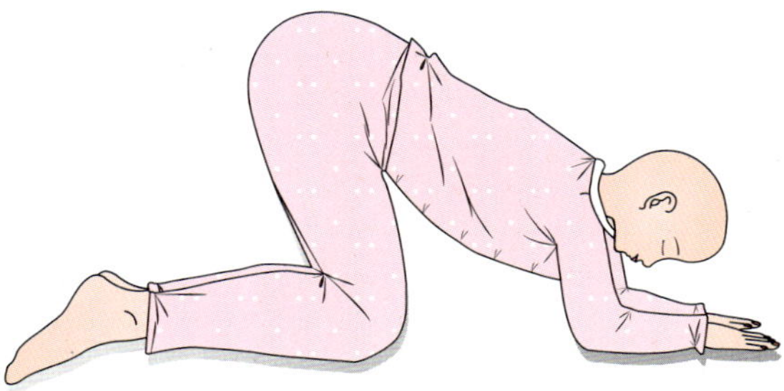

그림 7-4. **무릎가슴 자세**

3) 왼쪽 외측 자세(Sims position) : 환자에게 가장 편한 자세이며, 의사들도 많이 선호하는 자세로 외래에서는 흔히 취하게 된다.(그림 7-1)

항문 직장 진찰 기록

- 병소가 있는 경우 위치, 크기, 모양, 경계, 경도, 유동성, 압통 등을 상세히 기술하고 그림으로 그리게 된다.
- 위치를 기술할 때는 항문피부선 상방으로 어느 정도의 높이에, 360°의 어느 방향에 위치하는지를 기술한다.

– 360° 방향은 흔히 시계에 비유하여 표시하며, 3시 방향, 7시 방향 등으로 표현한다. 환자가 바로 누웠을 때 앞쪽 가운데를 12시 방향이라고 하며, 환자의 왼쪽 옆을 3시 방향, 환자의 뒤쪽 가운데를 6시 방향, 환자의 오른쪽 옆을 9시 방향으로 표현한다.

5. 참고문헌

1) Bickley LS. 정재복 역. 진단학 – Bates' Guide to Physical Examination and History Taking. 서울:군자출판사. 2007:459–72.
2) 한국의과대학 의학전문대학원장협회. 기본임상술기지침. 서울:고려의학. 2009:86–92.
3) 중앙대학교 의과대학 임상수기센터. 의료인을 위한 객관구조화진료시험. 서울:비즈프레스. 2009:156–64.
4) 한양대학교 의과대학 임상술기위원회. Clinical Skill Manual. 서울:군자출판사. 2008:119–24.

08 시력검사

학습목표	- 시력표와 적절한 거리(3 m)에서 검사하도록 위치를 조정해 줄 수 있다. - 시력검사를 통해 시력을 판정할 수 있다. - 시력표로 측정 불가능할 경우 안전수지, 안전수동, 광각인지 등의 방법으로 환자의 시력상태를 판정할 수 있다.
적응증	근시 등
준비사항	- 진료실 : 시력표, 줄자 또는 거리표시판 - 환자 : 눈가리개 - 의사 : 지시봉
절차요약	- 검사 전 : 손 소독, 시력검사 설명, 시력관련 문진, 환자자세 준비 - 검사 중 : 시력표 지시, 필요시, 안전수지, 안전수동, 광각인지 등 추가 검사 - 검사 후 : 시력측정 검사 결과 설명, 손 소독

1. 안내문

가. 실습실 안내문

시력검사가 필요한 사람에게 시력표를 통해 시력 상태를 진찰하고 결과를 설명하시오

2. 절차

가. 검사 전

1) 손 씻기 : 소독제로 손을 씻는다.
2) 자기소개 및 환자 확인
   "안녕하세요. 저는 학생의사 ○○○입니다. 이름과 나이가 어떻게 되시죠?"

3) 지시봉과 눈가리개를 챙긴다.

4) 시력검사에 대한 동의를 구한다.

5) 현재 눈 상태 질문

"지금부터 시력검사를 하도록 하겠습니다. 괜찮으신가요?" "평소에 안경이나 렌즈를 사용하시나요? 산동제 또는 안약을 사용하셨나요? 평소 시력을 얼마라고 알고 계신가요?"

6) 시력표 전원 켜기 : 시력표의 전원을 켜고 방 안의 조명을 조절한다.

7) 시력표로부터 환자의 위치 확인

환자에게 눈가리개를 전달하고 시력표에서 3 m 떨어진 위치에 서게 한다. 알코올 솜이 준비되어 있다면 눈가리개를 알코올 솜으로 닦아서 모의 환자에게 전해준다.

"시력표에서 3 m 떨어진 지점에 편하게 서 주세요."

8) 시력검사 방법 설명 및 검사 준비

가) 시력검사 방법에 대해 간단히 설명한다.

나) 병력청취에서 양 눈의 시력에 차이가 있는 경우 시력이 나쁜 쪽 눈을 먼저 검사한다. 시력이 좋은 눈을 먼저 검사하면 시표를 외워 정확한 측정이 되지 않을 수 있다.

"한쪽씩 검사하도록 하겠습니다. 제가 가리키는 시표를 읽거나 C의 구멍이 어느 쪽을 향하는지 대답하시면 됩니다." "이제 눈가리개로 왼쪽 눈을 가리세요."

나. 검사 중

1) 지시봉 가리키기

가) 큰 시표부터 읽게 하고 환자가 제대로 보았을 경우 그 아래 시표를 읽게 한다. 최대한 읽을 수 있는 최소 시표의 옆 숫자를 더 읽어보게 한다.

"제가 가리키는 것을 읽어보세요."

나) 최소 50% 이상 정확히 읽은 시력표 줄을 시력으로 표시한다.

다) 반대쪽 눈도 동일한 방법으로 시력을 측정한다.

라) "이번에는 눈가리개로 오른쪽 눈을 가리세요."

2) 시력이 나빠서 0.1 시표를 보지 못할 경우

시력이 나빠서 0.1 시표를 보지 못한다면 50 cm씩 시력표에 다가가며 0.1 시표가 보일 때의 거리를 측정한다. 이때, 시력은 0.1 × 볼 수 있는 지점의 거리(m) ÷ 3 m로 구한다. 예를 들어 1.5 m에서 0.1 시표를 읽었다면 시력은 0.1 × 1.5 ÷ 3 = 0.05가 된다.

가)"50 cm씩 앞으로 다가오면서 제가 가리키는 것을 읽어보세요."

3) 1 m(혹은 50 cm 확인해 볼 것)에서도 0.1 시표를 읽지 못한다면 검사자의 손가락 개수를 세도록 하여 그 거리를 측정한다. 30 cm에서 식별했다면 CF 30 cm(CF = Counting Fingers)라고 기록한다.

"제가 손가락 몇 개를 펴고 있는지 알아볼 수 있으신가요?"

4) 손가락 개수도 셀 수 없는 경우

손가락 개수도 셀 수 없다면 환자 눈앞에서 손을 흔들어 인식할 수 있는지 확인하다. 손의 움직임을 인지하면 HM (Hand Motion)으로 기록한다. 50 cm에서 인식했다면 HM 50 cm로 표기한다.

"제가 손 흔들고 있는 게 보이시나요?"

5) 손 흔드는 것도 인식할 수 없는 경우

손 움직임을 인지하지 못하는 경우 암실에서 환자의 눈에 빛을 비추어 빛의 유무를 물어본다. 보일 경우 LP (Light Perception)로 기록하고, 보이지 않을 경우 NLP (No Light Perception)으로 기록한다.

"지금 눈에 빛이 보이시나요?"

다. 검사 후

1) 측정된 시력을 기록하고 환자에게 알려준다.

"협조해 주셔서 감사합니다. 환자 분의(나안/교정) 시력은 오른쪽 눈이

○○○이고 왼쪽 눈이 ○○○입니다.

2) 정리 및 손 씻기 : 도구를 정리하고 소독제로 손을 씻는다.

3. 평가항목

번호	평가 내용	점수		
1	시술 전 손 소독제로 손을 소독하였는가?	0	1	
2	시력검사 할 환자정보(병록번호, 주민번호 등)를 확인하였는가?	0	1	
3	환자의 현재 눈 상태에 대해 질문하였는가? (안경 또는 렌즈 착용 여부, 산동제나 안약 사용 여부, 환자가 알고 있는 시력 등)	0	1	2
4	환자를 시력표로부터 적절한 거리에 서게 하였는가?	0	1	
5	시력 검사 전 검사 방법에 대해 환자에게 설명하였는가?	0	1	
6	눈가리개로 환자의 눈을 가리게 하였는가?	0	1	
7	큰 시표부터 시작하여 점차 작은 시표를 읽도록 하였는가? (한 번에 아래로 두 줄 이상 내려가면 감점)	0	1	
8	환자가 시표를 보지 못할 때 옆 또는 위의 시표를 추가로 물어 보았는가?	0	1	
9	환자가 시표를 제대로 보았을 때 옆 또는 아래의 시표를 추가로 물어 보았는가?	0	1	
10	환자의 답변을 토대로 적절한 시력을 측정해냈는가?	0	1	
11	양쪽 눈 모두를 검사하였는가?	0	1	
12	0.1 시표를 보지 못할 때 앞으로 이동시키며 시력을 측정하였는가?	0	1	
13	거리를 줄여도 0.1 시표를 보지 못했을 때 안전수지, 안전수동, 광각인지 방법을 제대로 시행하였는가?	0	1	
14	측정한 시력의 값을 환자에게 말해주었는가?	0	1	
15	시술 후 손 소독제로 손을 소독하였는가?	0	1	
16	전반적으로 술기를 능숙하게 시행하였는가?	0	1	
총점 (17)				

4. 참고문헌

퍼시픽 학술국. 5 minutes OSCE 5판. 퍼시픽북스. 2018:293-301.

09 이경검사

학습목표	- 이경을 조작해 피검사자의 외이도와 고막을 관찰할 수 있다. - 이경을 조작해 관찰하는 방법을 설명할 수 있다. - 이경으로 관찰한 소견을 그림을 그려 설명할 수 있다.
적응증	외이도염, 삼출성 중이염, 점액성 중이염, 급만성 비화농성 중이염, 진주종(cholesteatoma), 이경화증(otosclerosis), 외상성 고막천공, 귀지 폐쇄, 이물질
준비사항	- 진료실 : 이경, 이경 팁, 알코올 솜, 손소독제, 의료폐기물통 - 환자 : - - 의사 : 가운, 필기구, 진찰 기록지
절차요약	- 검사 전 : 손 소독, 이경 확인, 팁 장착, 환자자세 준비 - 검사 중 : 삽입 전 관찰, 이경 잡기, 환자 귀 당김, 이경 삽입, 삽입 후 관찰 - 검사 후 : 관찰결과 그림 그리기, 검사결과 설명, 손 소독

1. 안내문

가. 실습실 안내문

이경검사가 필요한 사람에게 이경을 조작해 외이도, 고막 상태를 진찰하고 결과를 설명하시오.

2. 절차

가. 검사 전

1) 손 씻기 : 소독제로 손을 씻는다.

2) 자기소개 및 환자 확인

"안녕하세요. 학생의사 ○○○입니다. 이름과 나이가 어떻게 되시죠?"

3) 검사설명

"이제 이경검사를 하려고 합니다. 이경으로 귀와 귓구멍 구조를 살펴보는 검사이고 이경 끝을 귓구멍에 삽입할 때 이경이 귓구멍 피부에 닿는 촉감이 조금 불편할 수는 있지만 상처가 나지는 않을 겁니다."

4) 환자의 병변 위치 확인

"어느 쪽 귀가 더 불편하신가요? 불편하지 않은 쪽 먼저 검사하도록 하겠습니다."

5) 이경 점검

가) 이경의 구조, 외형, 점등 기능이 정상적인지 점검하고 필요시 이경 팁을 알코올로 소독한다.

나) 귀 크기에 맞는 이경 팁을 끼운다. (성인 4~6 mm, 어린이나 유아는 2~3 mm)

6) 검사준비

"오른쪽 귀를 먼저 진찰하겠습니다. 불편한 쪽인 왼쪽 귀는 오른쪽 귀를 진찰하고 나서 보겠습니다. 머리를 왼쪽으로 돌려 보시겠어요?"

나. 검사 중

1) 삽입 전 관찰

가) 환자의 귀 겉면 전후를 시진 및 촉진 : "먼저 귀 겉면을 진찰하겠습니다."

나) "눈으로 보거나 손으로 만졌을 때 덩어리, 형태이상, 분비물, 통증 등은 없습니다."

2) 이경 잡기 : 오른쪽 귀에 대해서는 오른쪽 손으로, 왼쪽 귀에 대해서는 왼쪽 손으로 이경을 잡고 전원을 켠다.

3) 환자 귀 당김 : 오른쪽 귀 귓바퀴는 왼쪽 손으로, 왼쪽 귀 귓바퀴는 오른쪽 손으로 당긴다. 엄지손가락, 검지손가락은 귓바퀴 상하방에 접촉하고 새끼손가락은 꼭지돌기에 접촉해 귀를 당기는 손을 안정시킨다. 성인은 후상방, 소아는 후하방으로 당긴다.

4) 이경 삽입

가) "이제 이경을 귀에 넣겠습니다. 고개를 움직이지 마시고 불편하면 말씀해 주세요."

나) 이경을 천천히 전하방으로 삽입한다. 삽입하는 도중 외이도의 색, 형태, 이물질을 관찰한다.

5) 삽입 후 관찰 : 외이도, 고막 관찰. 색, 형태, 이물질, 분비물, 천공, 형태변화 등 관찰

6) 반대쪽 귀 관찰 : 이경을 빼고 팁을 교체한 후 귀를 당겨서 반대쪽 귀에 대한 진찰을 한다. 이때 이경 삽입 시 손을 바꾼다.

다. 검사 후

1) 이경을 귀에서 조심스럽게 빼고 전원을 끄고 내려놓는다.

2) 관찰결과 기록 : 기록지에 좌우 고막 형태를 그리고 관찰 결과, 소견을 기록한다.

3) 검사결과 설명 : "이경검사를 끝냈습니다. 협조에 감사드립니다. 불편한 점은 없으셨어요? 검사결과 왼쪽 귀에서는 ○○○ 소견, 오른쪽 귀에서는 ○○○ 소견이 나왔습니다."

4) 손 씻기 : 사용한 기구를 정리하고 손 소독제로 손을 닦는다.

3. 평가항목

번호	평가 내용	점수	
1	시술 전 손씻기는 잘 시행되었나?	0	1
2	환자정보(병록번호, 성별, 나이 등)를 잘 확인했나?	0	1
3	이경의 불을 확인하였는가?	0	1
4	귓구멍 크기에 맞는 팁 장착은 잘 시행되었나?	0	1
5	환자자세 준비는 잘 시행되었나?	0	1
6	삽입 전 시진과 촉진은 잘 시행되었나?	0	1
7	이경을 올바른 자세로 잡았는가?	0	1
8	귀를 적절한 방법과 방향으로 잡아당겼는가?	0	1
9	이경을 넣기 전 환자에게 움직이지 않도록 주의를 주었는가?	0	1
10	반대쪽 귀를 관찰할 때 팁을 교체하였는가?	0	1
11	검사결과 기록은 잘 시행되었나?	0	1
12	검사결과 설명은 잘 시행되었나?	0	1
13	시술 후 손씻기는 잘 시행되었나?	0	1
14	진찰 시 환자 배려는 잘 이루어졌나?	0	1
총점 (14)			

4. 참고문헌

1) 부산대학교 한의학전문대학원. 한의학기본교육 임상술기지침 2018학년도. 부산:부산대학교 한의학전문대학원. 2018:27-32.

2) 퍼시픽 학술국. 5 Minutes OSCE 5판. 퍼시픽북스. 2018:293-301.

10

정상분만 진행단계 관찰

학습목표	– Leopold maneuver를 시행하여 자궁 윤곽과 태아의 자세를 확인할 수 있다. – 도플러 초음파를 이용하여 태아 심음을 청취하고, 태아의 상태를 판단할 수 있다. – 내진을 시행하여 자궁 경부의 개대 · 소실 정도를 파악할 수 있다.
적응증	– 분만 전 태아의 자세 및 건강평가 – 분만 전 산모의 자궁경부 확인
준비사항	– 진료실 : 분만모형, 손 소독제, 도플러 초음파, 도플러용 젤, 비닐장갑, 핀셋, 알코올 솜 – 환자 : – – 의사 : 가운
절차요약	– 검사 전 : 산모 기본정보 확인 – 검사 중 : Leopard maneuver, 도플러 초음파 사용, 내진 – 검사 후 : 검사결과 설명

1. 안내문

가. 실습실 안내문 : 분만 전 진찰을 시행하고, 확인한 태아의 상태와 산모의 상태를 설명하시오.

2. 절차

가. 검사 전

1) 손 씻기 : 소독제로 손을 씻는다.
2) 자기소개 및 환자 확인 : “안녕하세요. 학생의사 ○○○입니다. 이름과 나이가 어떻게 되시죠?”
3) 산모 기본정보 확인 : 임신 주수, 체중, 혈압(지금 임신 몇 주차이신가요? 체중은 얼마인가요? 혈압은 얼마인가요?)

4) 증상 및 태동변화 확인 : 질 출혈, 질 분비물, 열, 두통, 시야변화, 태동변화(질 출혈이나 분비물이 있나요? 열이나 두통, 시야 변화가 있나요? 태동의 변화가 있나요?)

나. 검사 중

1) Leopold maneuver로 자궁 윤곽과 태아의 자세를 확인(그림 10-1)
   가) 산모의 다리 쪽에 서서 산모 복부 전반을 촉지하여 자궁의 윤곽을 확인한다.
   나) 한 손은 복부 위에, 다른 손은 복부 중앙에 대고 태아의 팔과 다리를 확인한다.
   다) 한 손을 자궁 하부에 대고 태아의 선진부(presenting part)를 촉지하여 태위를 확인한다.
   라) 산모의 머리 쪽에 서서 복부 전반을 만져 자궁 윤곽을 다시 확인한다.
2) 도플러 초음파로 태아 심음 청취(그림 10-2)
   가) 도플러 초음파 전원을 켜고 젤을 바른다.
   나) 검사자의 요골동맥 부위에 탐촉자를 대고 기기가 잘 작동하는지 확인한다.
   다) 앞서 확인한 태아의 위치를 참고하여 태아의 등 부분에 탐촉자를 대고, 태아의 심음 청진 및 심박수를 측정한다.
   라) 도플러 전원을 끄고 산모 복부의 젤을 닦는다.
3) 내진
   가) 비닐장갑을 착용하고, 환자가 결석제거술자세(lithotomy position)로 눕도록 한다.
   나) 한 손으로 소음순을 벌리고, 다른 손으로 핀셋으로 알코올 솜을 집어 외음부를 소독한다.
   다) 소음순을 벌린 채로 검지와 중지를 이용하여 내진을 시행하여 자궁

경부의 개대와 소실 정도를 파악한다.

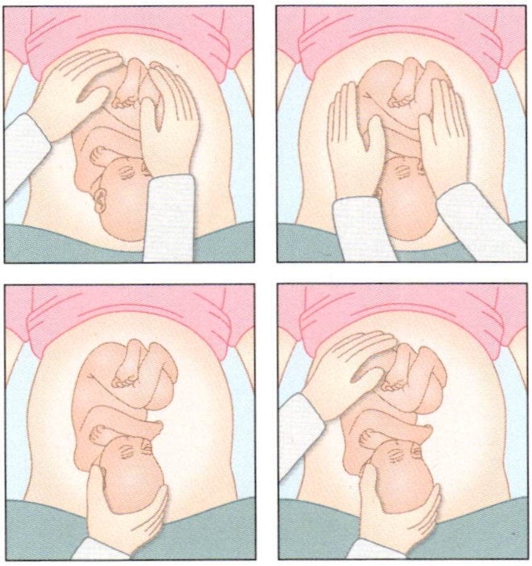

그림 10-1. Leopold maneuver

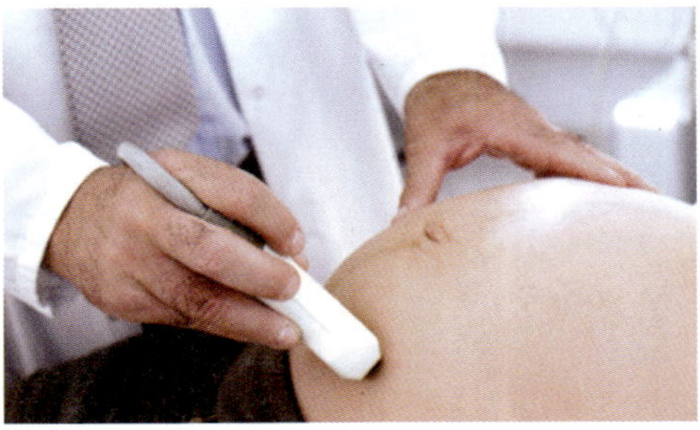

그림 10-2. 도플러 초음파

라) 검지와 중지를 빼고, 장갑을 벗는다.

다. 검사 후

1) 사용한 기구를 정리하고 소독제로 손을 씻는다.
2) Leopold maneuver로 파악한 태위, 태세를 설명한다.
3) 도플러 초음파로 측정한 태아의 심박수를 설명한다.
4) 내진으로 확인한 자궁경부의 개대 · 소실 정도를 설명한다.

3. 평가항목

번호	평가 내용	점수		
1	시술 전 손을 소독했는가?	0	1	2
2	환자정보(병록번호, 나이 등)를 확인했는가?	0	1	2
3	환자의 임신 주수 및 체중, 혈압을 확인하였는가?	0	1	2
4	환자에게 질 출혈, 질 분비물, 열, 두통, 시야변화, 태동변화 여부를 확인하였는가?	0	1	2
5	Leopold maneuver로 자궁의 윤곽과 태아의 자세를 확인하였는가?	0	1	2
6	도플러 초음파로 태아 심박수를 측정하였는가?	0	1	2
7	내진 전 외음부 소독을 하였는가?	0	1	2
8	내진은 올바르게 시행하였는가?	0	1	2
9	시술 후 손을 소독했는가?	0	1	2
10	검사결과 설명은 잘 시행되었는가?	0	1	2
11	진찰을 하는 동안 환자를 배려하였는가?	0	1	2
총점 (22)				

4. 참고문헌

1) 부산대학교 한의학전문대학원. 한의학기본교육 임상술기지침 2018학년도. 부산:부산대학교 한의학전문대학원. 2018:177-82.

2) 퍼시픽 학술국. 5 Minutes OSCE 5판. 퍼시픽북스. 2018:184-92.

11

체질진단 체형기상 검사

학습목표	– 체질진단을 위해 환자의 체형기상을 진찰, 평가할 수 있다. – 체질진단을 위해 환자의 체간계측을 실시할 수 있다.
적응증	사상체질진단
준비사항	– 진료실 : Martin식 계측기, 환자용 베드 – 환자 : 탈의 – 의사 : 가운, 필기구
절차요약	– 검사 전 : 환자 탈의 – 검사 중 : 서 있는 상태에서 망진, 앙와위로 누운 상태에서 망진 및 절진, 체간계측 – 검사 후 : 환자 복장착의, 검사결과 기록, 검사소견 설명

1. 안내문

가. 실습실 안내문 : 사상체질진단을 위한 체형기상 검사를 시행하고, 그 결과를 설명하시오.

2. 절차

가. 검사 전

1) 손씻기
2) 자기소개 및 환자 확인 : "안녕하세요. 학생의사 ○○○입니다. 이름과 나이가 어떻게 되시죠?"
3) 검사설명 : "이제 체형기상 검사를 하려고 합니다. 사상체질에 따른 외형의 특징을 살펴보는 검사이고, 전체적인 외형에 대한 관찰평가, 촉진에 의한 평가, 계측기를 통한 신체계측의 순서로 진행됩니다."

4) 환자는 체형이 드러나 보일 수 있는 최소한의 복장으로 탈의한다.

나. 검사 중

1) 환자를 앙와위로 눕혀 편한 자세를 유지하게 한다.
2) Martin식 계측기로 체간측정을 실시한다.
   가) 제1선 측정 : 겨드랑주름(Axillary fold)의 기시점을 얻기 위하여 적당히 양팔을 벌린다. 양측 겨드랑주름 기시점 간의 수평직선거리를 측정한다.
   나) 제2선 측정 : 좌우 양 유두를 횡행직선으로 연결하여 흉배부 측면까지의 수평직선거리를 측정한다.
   다) 제3선 측정 : 제7, 8 갈비연골(costal cartilage) 접합부 융기부분을 좌우로 연결하여 흉배부 측면까지의 수평직선거리를 측정한다.
   라) 제4선 측정 : 신궐혈(神闕, CV8)에서 양 천추혈(天樞, ST25)을 횡행으로 연결하여 요복부 측면경계까지의 수평직선거리를 측정한다.
   마) 제5선 측정 : 양측 위앞엉덩뼈가시(anterior superior iliac spine, ASIS)의 바깥 측면부위까지의 수평직선거리를 측정한다.

다. 검사 후

1) 환자는 복장을 착의한다.
2) 관찰결과 기록 : 망진 및 절진 소견과 체간계측 결과를 기록한다.
3) 검사결과 설명 : “체질진단 체형기상 검사를 끝냈습니다. 협조에 감사드립니다. 불편한 점은 없으셨는지요?
4) 손씻기

3. 평가항목

번호	평가 내용	점수		
1	검사 전 손씻기는 잘 시행되었는가?	0	1	2
2	환자정보를 잘 확인했는가?	0	1	2
3	환자 검사 전 준비는 잘 시행되었는가?	0	1	2
4	환자가 누워 있는 상태에서의 검사는 잘 시행되었는가?	0	1	2
5	체간계측은 정확하게 시행되었는가?	0	1	2
6	검사결과 기록은 잘 시행되었는가?	0	1	2
7	시술 후 손씻기는 잘 시행되었는가?	0	1	2
8	진찰 시 환자 배려는 잘 이루어졌는가?	0	1	2
총점 (16)				

4. 참고자료

『동의수세보원 · 장부론』에서 정의된 사초(四焦) 부위를 기준으로 체간을 사초 부위(상초, 중상초, 중하초, 하초)로 구분하여, 상대적인 발달 정도를 망진을 통해 체질판정에 참조한다.

5. 참고문헌

1) 경희대학교 한의과대학 사상체질과. 사상체질과 임상편람. 서울:한미의학. 2010:6-12.

OSCE

12

일반침자술(일반경혈침술, 사암침, 두침)

호침자법

학습목표
- 침구 임상에서 가장 광범위하게 상용되는 호침을 이용하여 호침자법을 시행할 수 있다.
- 치료에 적합한 환자의 체위, 자침의 각도와 심천 등을 선택하여 호침자법을 시행하고, 유침하고 발침할 수 있다.
- 취혈과 자침을 정확하게 할 수 있고, 득기를 확인하며, 보사 등 치료 목적에 부합되는 수기법을 시행할 수 있다.
- 침구시술 감염관리 과정(clean needle technique, CNT, 정침법)의 이해를 바탕으로 호침자법을 안전하게 시행함으로써 시술 시 발생할 수 있는 감염이나 외상 등 이상반응의 위험으로부터 환자 및 의사 모두를 보호할 수 있다.

적응증
임상 각과의 병증

준비사항
- 진료실 : ① 1회용 멸균 호침 ② 1회용 멸균 침관 ③ 1회용 멸균 알코올 솜(70% isopropyl alcohol) ④ 알코올이 함유된 손세정제 ⑤ 곡반 ⑥ 의료용 폐기물 전용 용기 ⑦ 의료용 장갑 ⑧ 흐르는 물 ⑨ 액체 비누 ⑩ 종이 타월
- 환자 : ① 2인 1조 실습학생 ② 실습 모형 ③ 실습 패드 ④ 실습 시뮬레이터
- 의사 : ① 청결하고, 세탁 가능한 또는 일회용으로 된 가운 ② 필기구 ③ 메모 노트

절차요약
- 치료 전 : 환자 확인 및 설명, 시술 방법 확인, 환자 체위 선택, 손위생 및 자침 부위 소독 등 준비
- 치료 중 : 취혈, 자침 시행, 득기 확인, 수기법 시행, 유침
- 치료 후 : 발침 전후 손위생, 발침 시행, 발침 부위 소독, 환자 설명

1. 안내문

가. 실습실 안내문

제시된 치료 혈위 및 수기법 등 구체적인 시술 방법을 확인하고 호침을 이용하여 환자에게 자침하시오.

2. 절차

가. 치료 전

1) 자기소개 및 환자 확인 : "안녕하세요. 학생의사 ○○○입니다. 이름과 나이가 어떻게 되시죠?"
2) 치료 설명 및 동의 취득 : "이제 호침자법을 시행하겠습니다. 동의하시나요?"
3) 자침 준비물품 확인
4) 제시된 치료 혈위 및 수기법 등 시술 방법 확인
5) 청결구역 확보 : 멸균 처리된 기구가 있는 시술 장소에서 작업이 이루어지는 구역인 청결구역을 확보하여 자침할 때에 침이 멸균상태여야 하고 작업 구역의 청결 상태를 보호해야 한다.
6) 환자의 체위 선택 : 앙와위, 복와위, 측와위 등 상용 체위 중에서 의사가 정확한 취혈을 할 수 있고 조작하기 편리해야 하며, 환자는 시술받는 동안 자세의 변화 없이 편안한 자세로 견딜 수 있는 체위를 선택해야 한다.
7) 손 씻기
8) 자침 부위 준비 및 소독 : 자침 부위에 상처나 피부 병변이 없는지 점검해야 한다. 자침 부위는 알코올 솜으로 청결하게 소독한다. 의사의 손에 상처 부위가 있거나, 시술 부위에 상처 또는 출혈이 있어 환자의 혈액 또는 체액과 접촉할 위험이 있는 경우 등은 의료용 장갑을 착용하도록 한다.

나. 치료 중

1) 취혈 : 제시된 치료 혈위를 정확하게 취혈한다.
2) 자침 시행 : 침은 멸균된 것으로, 체내에 자입되는 부분은 멸균 상태가 유지되도록 손으로 잡거나 다른 부위에 닿지 않도록 하며, 치료 후

남거나 오염된 침은 의료용 폐기물 전용용기에 즉시 폐기한다. 침관을 사용하여 자침할 때 멸균된 침 포장내부에 동봉된 일회용 침관을 사용하며, 동일한 환자에게 여러 번 되풀이 사용될 수 있지만, 다른 환자에게 사용될 경우 사용 전에 멸균처리 되어야 하며, 반드시 침병 부분부터 침관 속에 집어넣어야 한다.

3) 자침의 각도와 깊이 : 제시된 치료 혈위와 치료적 목적에 부합되게 각도(직자, 사자, 횡자)와 깊이(천자, 심자)를 선택하여 자입한다.
4) 수기법 : 지시된 수기법이 있는 경우 시행한다.(제삽(提插), 염전(捻轉), 서질(徐疾), 침향/영수(鍼向/迎隨), 개합(開闔), 호흡(呼吸) 등)
5) 혈액이나 체액 또는 명백한 주변 오염물과 접촉했을 때, 치료 중 손이 오염되었을 때 손 씻기를 다시 시행한다.

다. 치료 후

1) 발침 : 왼손으로 자침 부위 주변을 알코올 솜으로 눌러주면서, 오른손으로 침병을 잡고 자연스럽게 발침을 시행한다. 발침 시에는 찔림 사고가 발생하지 않도록 주의한다. 발침 부위는 알코올 솜으로 소독한다. 발침이 종료되면 남은 침이 있는지 확인하고, 출혈, 발적, 수포 등 이상반응 여부를 관찰한다. 국소 출혈이 있는 경우 알코올 솜으로 눌러 지혈한다.
2) 폐기물 처리 : 발침된 침과 사용한 알코올 솜은 즉시 의료용 폐기물 전용용기에 폐기한다.
3) 치료 종료 및 주의사항 설명 : 환자에게 치료가 종료되었음을 알리고, 시술 후 주의해야 할 사항에 대해 설명한다.
4) 치료가 끝나고 다시 손 씻기를 시행한다.

3. 평가항목

번호	평가 내용	점수		
1	의사는 시술 전 주의사항과 준비사항을 잘 확인하였는가?	0	1	2
2	시술에 적절하고 안전한 체위를 선택하였는가?	0	1	2
3	시술 전 손위생을 잘 수행하였는가?	0	1	2
4	시술 부위에 상처나 피부 병변 유무를 잘 확인하였는가?	0	1	2
5	시술 부위를 알코올 솜으로 잘 소독하였는가?	0	1	2
6	제시된 치료 혈위를 잘 취혈하였는가?	0	1	2
7	침관에 침을 넣을 때 침병 부분부터 침관 속에 집어넣었는가?	0	1	2
8	제시된 각도와 심도로 잘 자침하였는가?	0	1	2
9	환자 측면과 의사 측면의 득기를 잘 확인하였는가?	0	1	2
10	보사 등 제시된 수기법을 잘 시행하였는가?	0	1	2
11	발침 전 손위생을 잘 수행하였는가?	0	1	2
12	발침 후 알코올 솜으로 시술 부위를 잘 소독하였는가?	0	1	2
13	발침된 침 등 시술에 사용된 폐기물은 잘 처리되었는가?	0	1	2
14	발침 후 손위생을 잘 수행하였는가?	0	1	2
15	환자에게 치료가 종료되었음을 알리고 시술 후 주의사항을 잘 설명하였는가?	0	1	2
16	시술 전반적 과정에서 의사는 환자를 잘 배려하고 편안하게 하였는가?	0	1	2
총점 (32)				

4. 참고문헌

1) 대한침구의학회 교재편찬위원회. 침구의학 임상실기지침. 서울:한미의학. 2016:29–30.

2) 대한침구의학회 교재편찬위원회. 침구의학. 서울:한미의학. 2016:49–86.

OSCE

3) 경희대학교한방병원. 한방병원 2주기 의료기관인증 교육집. 2017.

4) 부산대학교 한의학전문대학원. 한의학기본교육 임상술기지침. 부산:부산대학교 한의학전문대학원. 2018.

13

이침(피내침)술

학습목표	– 피내침을 이용하여 이침술을 시행할 수 있다. – 치료에 필요한 이침 혈위를 선택, 배합하고 취혈과 자침을 정확하고 안전하게 시행할 수 있다. – 이침술 시행 전 준비사항과 기타 필요한 사항을 확인한다. – 이침술 시행 후 주의사항을 환자에게 설명할 수 있다.
적응증	임상 각과의 병증(예 : 금연, 비만, 금주 등)
준비사항	– 진료실 : ① 1회용 압정식 피내침 ② 핀셋 ③ 1회용 멸균 알코올 솜(70% isopropyl alcohol) ④ 알코올이 함유된 손세정제 ⑤ 의료용 폐기물 전용용기 ⑥ 의료용 장갑 – 환자 : ① 2인 1조 실습학생 ② 귀 모형 – 의사 : ① 청결하고, 세탁 가능한 또는 일회용으로 된 가운 ② 필기구 ③ 메모 노트
절차요약	– 치료 전 : 환자 확인 및 설명, 시술 방법 확인, 손위생 및 자침 부위 소독 등 준비 – 치료 중 : 취혈, 자침 시행, 유침 – 치료 후 : 발침 전후 손위생, 발침 시행, 발침 부위 소독, 환자 설명

1. 안내문

가. 실습실 안내문

제시된 이침 치료 혈위 등 구체적인 시술 방법을 확인하고 피내침을 이용하여 환자에게 자침하시오.

2. 절차

가. 치료 전

1) 자기소개 및 환자 확인 : "안녕하세요. 학생의사 ○○○입니다. 이름과 나이가 어떻게 되시죠?"

2) 치료 설명 및 동의 취득 : “이제 이침술을 시행하겠습니다. 동의하시나요?”
3) 자침 준비물품 확인
4) 제시된 이침 치료 혈위 등 시술 방법 확인
5) 환자의 체위 선택 : 좌위나 측와위 중에서 시술자가 정확한 취혈을 할 수 있고 조작하기 편리해야 하며, 환자는 시술하는 동안 편안한 자세로 견딜 수 있는 체위를 선택해야 한다.
6) 손위생(CNT (clean needle technique) 내용 숙지)
7) 자침 부위 준비 및 소독 : 자침 부위에 상처나 피부 병변이 없는지 점검해야 한다. 자침 부위는 알코올 솜으로 청결하게 소독한다. 시술자의 손에 상처 부위가 있거나, 시술 부위에 상처 또는 출혈이 있어 환자의 혈액 또는 체액과 접촉할 위험이 있는 경우 등은 의료용 장갑을 착용하도록 한다.

나. 치료 중

1) 취혈 : 제시된 이침 치료 혈위를 정확하게 취혈한다.
2) 자침 시행 : 피내침은 멸균된 1회용 압정식 피내침으로, 핀셋으로 떼어 취혈된 이침 치료 혈위에 자침한 뒤 종이테이프를 가볍게 눌러서 고정시킨다. 체내에 자입되는 부분은 멸균 상태가 유지되도록 다른 부위에 닿지 않도록 하며, 치료 후 남거나 오염된 피내침은 의료용 폐기물 전용용기에 즉시 폐기한다.
3) 폐기물 처리 : 사용하고 남은 피내침과 사용한 알코올 솜은 즉시 의료용 폐기물 전용용기에 폐기한다.

다. 치료 후

1) 손위생
2) 치료 종료 및 주의사항 설명 : 환자에게 치료가 종료되었음을 알리고, 시술 후 주의해야 할 사항에 대해 설명한다.

- 지속적 효과를 위해 주기적으로 시술 부위를 가볍게 눌러주세요.
- 가급적 물이 안 닿도록 주의하시고, 닿았다면 제거하세요.
- 출혈, 발적, 수포, 통증, 소양감 등이 지속되면 제거하세요.
- 결정된 유침 기간에 맞춰서 다시 내원해 주세요.

라. 발침 시

1) 손위생
2) 발침 : 피부가 손상되지 않게 조심스럽게 피내침을 떼어낸다. 발침 시에는 찔림 사고가 발생하지 않도록 주의한다. 발침 부위는 알코올 솜으로 소독한다. 발침이 종료되면 출혈, 발적, 수포, 통증, 소양감 등 이상반응 여부를 관찰한다. 국소 출혈이 있는 경우 알코올 솜으로 눌러 지혈한다.
3) 폐기물 처리 : 발침된 피내침과 사용한 알코올 솜은 즉시 의료용 폐기물 전용용기에 폐기한다.
4) 손위생
5) 치료 종료 및 주의사항 설명 : 환자에게 치료가 종료되었음을 알리고, 시술 후 주의해야 할 사항에 대해 설명한다.

3. 평가항목

번호	평가 내용	점수		
1	시술자는 시술 전 주의사항과 준비사항을 잘 확인하였는가?	0	1	2
2	시술 전 손위생을 잘 수행하였는가?	0	1	2
3	시술 부위에 상처나 피부 병변 유무를 잘 확인하였는가?	0	1	2
4	시술 부위를 알코올 솜으로 잘 소독하였는가?	0	1	2
5	제시된 이침 치료 혈위를 잘 취혈하였는가?	0	1	2
6	핀셋으로 피내침을 잘 자침하였는가?	0	1	2
7	사용하고 남거나 오염된 피내침 등 시술에 사용된 폐기물은 잘 처리되었는가?	0	1	2
8	발침 전 손위생을 잘 수행하였는가?	0	1	2
9	발침 후 알코올 솜으로 시술 부위를 잘 소독하였는가?	0	1	2

10	발침된 침 등 시술에 사용된 폐기물은 잘 처리되었는가?	0	1	2
11	발침 후 손위생을 잘 수행하였는가?	0	1	2
12	환자에게 치료가 종료되었음을 알리고 시술 후 주의사항을 잘 설명하였는가?	0	1	2
13	시술 전반적 과정에서 시술자는 환자를 잘 배려하고 편안하게 하였는가?	0	1	2
총점 (26)				

4. 참고문헌

1) 대한침구의학회 교재편찬위원회. 침구의학. 서울:한미의학. 2016: 129−30, 231−55.
2) 대한침구의학회 교재편찬위원회. 침구의학 임상실기지침. 서울:한미의학. 2016:31−2.
3) 경희대학교한방병원. 한방병원 2주기 의료기관인증 교육집. 2017.
4) 부산대학교 한의학전문대학원. 한의학기본교육 임상술기지침. 부산:부산대학교 한의학전문대학원. 2018.
5) 경희대학교 한방병원 침구과. 침구과 진료 매뉴얼. 2015. 36−7.

14

매선술

학습목표	– 매선의 시술방법을 이해하고 정확하게 시행할 수 있다. – 매선의 시술 과정 및 시술 후 부작용 가능성을 낮추기 위한 조치를 적절히 취할 수 있다.
적응증	– 통증질환 : 요통, 배통, 경항통, 삼차신경통, 두통 – 마비질환 : 안면신경마비, 중풍후유증 – 신체성형 : 안면, 가슴, 복부 – 부인/소아과 : 월경통, 성장통
준비사항	– 진료실 : ① 세정용품 또는 손 소독제 ② 매선침(멸균처리, 1회용) ③ 드레싱세트(소독포, 사각트레이, 핀셋) ④ 포타딘 코튼볼(멸균처리, 1회용) ⑤ 알코올 솜(멸균처리, 1회용) ⑥ 거즈(멸균처리) ⑦ 곡반 ⑧ 외과용 글러브(멸균처리, 1회용) ⑨ 의료폐기물 처리함 ⑩ 매선동의서 – 환자 : ① 매선 자침 가능한 실습모형 – 의사 : ① 청결하고, 세탁 가능한 또는 일회용으로 된 가운, ② 필기구, ③ 메모 노트
절차요약	– 매선 시술 전 : 매선 시술 용품 준비, 시술부위 준비, 적절한 손 위생 – 매선 시술 중 : 적절한 동작으로 매선 시술 – 매선 시술 후 : 소독, 손위생

1. 안내문

가. 실습실 안내문 : 실습모형을 이용, 표시된 위치에 (평자, 사자) 방식으로 매선요법을 시술하시오.

나. 환자 정보 : 환자의 질환 등 치료 대상 적합성과 관련한 정보 확인이 필요시 평가자에게 질문하시오. 동의서 취득이나 환자와의 의사소통이 필요할 경우 평가자를 대상으로 설명 및 대화하시오.

(홍길동. 1969년 10월 1일생. 당뇨 없음. 알레르기 피부염 확인 된 것 없음. 켈로이드 피부 없음. 혈액 응고 관련 질환이나 복용약 없음. 그 외 동반 질환력 없음.)

2. 절차

가. 시술 전

1) 인사, 소개, 환자정보 확인 : "안녕하세요 저는 학생의사 ○○○입니다. ○○세 ○○○님이시죠?"
2) 환자의 치료 대상 적합성 확인 : 매선 시술 시 이상반응이 발생하기 쉬운 질환, 체질 특성이 있는지 확인. (당뇨, 알레르기성 피부, 켈로이드 피부, 혈액 응고 관련 질환이나 복용약 등)
3) 시술 설명 및 동의 취득 : 준비된 매선 동의서를 평가자에게 설명한 후 동의를 취득한다.
4) 손위생
5) 매선 물품 준비 : 사각트레이를 소독용 알코올로 닦고 그 위에 소독포를 펼친 후 사용할 매선, 멸균 거즈, 멸균 핀셋을 올려놓는다. 준비 과정에서 소독포 위의 공간 및 물품들이 멸균상태가 유지되도록 접촉에 유의한다. 포타딘 및 알코올 솜을 준비한다.
6) 손위생 반복 후 시술 부위 준비 및 소독: 시술 부위에 상처나 피부 병변이 없는지 점검해야 한다. 시술 부위는 드레싱 세트와 포타딘 볼, 알코올 솜 등으로 청결하게 소독한다.
7) 멸균 글러브 착용

나. 시술 중

1) 매선자입 : 실습모형의 표시된 혈위에 문제에 제시된 대로(평자 또는 사자) 매선을 자입한다. 매선 자입용 침에 위치한 매선의 말단이 실습모형의 표면에서 충분히(최소 1푼 이상) 진입할 때까지 진입한다.
2) 매선자입기 제거 : 매선이 매선침을 따라 후퇴하지 않도록, 매선침이 목표 위치에 도달 후 약 90도 회전시킨 후 후퇴시켜 매선침을 제거한다.
3) 시술 후 피부 상에 의료용 실이 일부 노출될 경우, 핀셋을 이용하여 매

선을 제거하고 새로운 매선침을 이용하여 재시술한다.(노출된 실이 더 잘 드러나도록 손을 이용하여 모형을 압박할 수 있다.)

다. 시술 후

1) 알코올 솜으로 매선시술부위를 소독하고 반창고나 거즈를 활용하여 덮어준다. (감염예방)
2) 글러브를 벗는다.
3) 손위생을 시행한다.
4) 시술부위 확인 및 주의사항 설명 : 지혈 여부, 혈종, 멍, 부종, 통증 등을 관찰하고 정상 상태임을 알리고 추후 시술 부위가 오염되지 않도록 설명한다.
5) 치료 종료 알림 : 환자에게 매선 시술이 종료되었음을 알린다.

3. 평가항목

1	손위생은 잘 시행되었나?	0	1	2
2	환자의 치료 대상 적합성 관련 정보를 잘 확인하였나?	0	1	2
3	동의서 취득 과정을 수행하였나?	0	1	2
4	매선 시술 전 물품 준비는 잘 되었나?	0	1	
5	시술부위 소독은 잘 시행되었나?	0	1	2
6	매선침 진입을 제대로 시행하였나?	0	1	2
7	매선침 제거를 제대로 시행하였나?	0	1	2
8	시술 후 시술부위 확인 및 주의사항 설명이 제대로 시행되었나?	0	1	2
9	사용한 도구들을 잘 처리하였나?	0	1	2
총점 (17)				

4. 참고문헌

1) 경희대학교한방병원 침구과. 침구과 진료 매뉴얼. 우리의학서적. 2015:77-80.

2) 대한침구의학회 교재편찬위원회. 침구의학 임상실기지침. 한미의학. 2016:25-26, 3-16.

15

봉합술(매입봉합침술)

학습목표	- 봉합술의 목적을 이해하고 환자에게 설명할 수 있다. - 적절한 실, 집게, 니들 홀더를 선택하여 봉합술을 시행할 수 있다. - 봉합술 후 장력을 평가하고 주의사항 및 이후 평가 절차를 설명할 수 있다.
적응증	창상, 열상
준비사항	- 진료실 : 피부 모형, 멸균 장갑, 이 집게(tooth forcep), 수술용 가위, 트레이(tray), 4×4 거즈, 반창고, 구멍포, 주사바늘 수거함, 의료용 폐기통, 손소독제, 니들 홀더(needle holder, 이빨이 있는 것, 소 & 중 사이즈), 피부용 봉합 실(reverse cutting needle, round needle) - 환자 : - - 의사 : 가운
절차요약	- 시술 전 : 손 소독, 환자 정보 확인, 봉합 목적 및 동의 취득, 상처 발생 상황 및 초기처치 여부 평가, 과거력 확인, 무균적으로 장갑 착용 - 시술 중 : 실, 집게, 니들홀더 선택, 상처 깊이 평가, 봉합 시행 - 시술 후 : 봉합 장력 적절성, 주의사항 교육 및 이후 절차 설명, 뒷정리, 시술 후 손소독

1. 안내문

가. 실습실 안내문

창상 봉합술이 필요한 사람에게 적절한 실, 집게, 니들 홀더를 선택해 상처부위를 봉합하고 주의사항 교육 및 이후 절차를 설명하시오.

2. 절차

가. 시술 전

1) 손 씻기 : 소독제로 손을 씻는다.

2) 자기소개 및 환자 확인 : “안녕하세요. 학생의사 ○○○입니다. 이름과

나이가 어떻게 되시죠?"

3) 창상봉합술 목적과 부작용 설명 및 동의 취득 : "찢어진 상처 부위의 감염을 막고 빠른 회복을 돕기 위해 봉합이 필요합니다. 감염, 피부괴사, 혈종, 흉터, 출혈, 신경손상 등의 부작용이 있을 수 있는데 이에 동의하시나요?"
4) 상처 발생 상황 확인 : 상처를 입게 된 상황을 확인한다. "상처 발생 상황이 어떠했나요?"
5) 상처 주변 운동/감각 이상 확인 : 상처보다 먼 쪽의 운동이나 감가의 이상이 있는지 확인한다. "상처부위보다 먼 쪽에 감각이나 운동에 이상이 있나요?"
6) 환자의 과거력 확인 : "당뇨병이나 말초혈관질환을 앓고 있나요? 면역저하질환을 앓고 있나요? 스테로이드 등 면역억제치료를 받고 있나요?"
7) 장갑 착용 : 알맞은 크기의 장갑을 무균적으로 착용한다.

나. 시술 중

1) Reverse cutting needle & 이 집게, 니들 홀더 선택
   가) Reverse cutting needle 및 적절한 크기의 이 집게와 니들 홀더를 선택한다.(실제로 reverse/round needle 전부 까져 있고, 이 집게와 니들 홀더도 크기 별로 나란히 세팅되어 있다.)
      - "Reverse cutting needle과 중간 크기의 이 집게 및 니들홀더를 선택하였습니다."
2) 니들 홀더로 needle body의 2/3 지점을 잡는다.
3) 상처 감각 및 깊이 확인
   가) 상처 안쪽을 집게로 대어 상처에 감각이 느껴지는지 확인한다.
   나) 상처의 깊이를 확인한다.
      - 학생들끼리 연습할 때에는 이 단계에서 구멍포를 덮지만 실제

시험장에서는 구멍포가 이미 덮어져 있으므로 바로 상처 깊이를 확인하면 된다.

– "상처의 깊이를 확인하겠습니다. 상처부위 감각이 느껴지는지 확인하겠습니다. 아프신가요?"

4) Needle 삽입 및 봉합

가) 집게로 상처의 진피(dermis)를 잡아들어, 바늘을 상처에서 약 1 cm 떨어진 위치에 피부에 직각이 되도록 삽입한다. 집게는 연필 잡듯이 쥔다.

나) 바늘이 진피를 뚫고 나오게 한다. 이때 죽은 공간이 나오지 않도록 주의한다.(상처에서 바늘이 들어가는 부분까지의 거리, 바늘이 들어간 깊이, 봉합 실 간의 거리가 1∶1∶1이 되면 알맞은 봉합이다.)

다) 바늘이 들어간 쪽 반대쪽의 진피를 들어 바늘을 넣어 뺀다.(바늘이 나오는 위치도 상처에서 1 cm 거리 정도가 적당하며 바늘이 들어간 위치에서 상처까지의 거리와 같아야 한다.)

라) 실이 약 1~2 cm만 남을 때까지 당겨 준다.

마) 니들 홀더로 잡고 있던 실을 니들 홀더에서 빼서 왼손으로 잡은 채 니들홀더에 시계 방향으로 두 바퀴 돌린다.

바) 니들홀더로 다른 쪽 실을 잡는다.

사) 니들홀더로 잡은 실은 의사 쪽으로, 왼손은 환자 쪽으로 잘 당겨 첫 번째 매듭을 고정한다.

아) 왼손으로 잡은 실을 다시 니들홀더에 반시계 방향으로 한 바퀴 감는다.

자) 니들홀더로 다른 쪽 실을 잡는다.

차) 니들홀더로 잡은 실은 환자 쪽으로, 왼손은 의사 쪽으로 잘 당겨 두 번째 매듭을 고정한다.

카) 아~자를 반복하되 실을 한 바퀴만 돌려 3번째 매듭을 완성한다.

타) 가위로 매듭의 끝에서 약 1 cm 위치를 잘라준다.

파) 가~타를 반복하여 첫 땀에서 약 1 cm 거리에 두 번째 땀을 만든다.

다. 시술 후

1) 봉합 부위 장력 및 위치, 매듭 길이 확인
   가) 집게로 봉합부위를 조심스럽게 당겨, 장력이 충분한지 확인한다.
   나) 봉합 위치 및 매듭의 길이가 적절한지 확인한다.
2) 환자 상태 확인
   가) 통증이 있거나 이명, 호흡곤란, 발열 등 부작용이 있을 경우 알려달라고 환자에게 부탁한다. : "봉합 부위 통증이 심하거나 이명, 호흡곤란, 발열 등의 증상이 있을 경우 말씀해주시기 바랍니다."
   나) 봉합 부위에 힘이 들어가지 않도록 교육한다. : "봉합 부위에 힘이 들어가지 않게 해 주세요."
3) 뒷정리
   가) 뒷정리를 한다.
4) 의사의 환자 배려 : "협조해 주셔서 감사합니다. 불편하지는 않으신가요?" "궁금한 점이 있으신가요?"
5) 손 씻기 : 장갑을 벗고 손 소독제로 손을 씻는다.

3. 평가항목

번호	평가 내용	점수		
1	시술 전 손 소독제로 손을 소독하였는가?	0	1	
2	봉합술을 시행할 환자정보(병록번호, 성별, 나이 등)를 잘 확인하였는가?	0	1	
3	환자에게 봉합술의 목적을 설명하고 봉합술의 동의를 구하였는가?	0	1	2
4	환자의 상처 발생 상황 및 초기처치 여부를 평가하였는가?	0	1	2
5	환자의 과거력에 대해 확인하였는가?	0	1	

6	무균적으로 장갑을 착용하였는가?	0	1	
7	올바른 실, 집게와 니들홀더를 선택하였는가?	0	1	
8	상처의 깊이를 평가하였는가?	0	1	2
9	바늘을 피부에 90도 각도로 상처로부터 올바른 거리에 넣었는가?	0	1	2
10	바늘집개로 바늘을 올바르게 집었는가?	0	1	
11	각 땀 사이 거리 및 한 땀 안에서의 대칭성이 적절한가?	0	1	2
12	2땀을 모두 성공하였는가?	0	1	2
13	봉합이 적절한 장력으로 유지되었는가?	0	1	2
14	환자에게 주의사항을 교육하고 이후 절차에 대해 잘 설명하였는가?	0	1	2
15	시술 후 손 소독제로 손을 소독하였는가?	0	1	
16	전반적으로 술기를 능숙하게 시행하였는가?	0	1	2
총점 (25)				

4. 참고문헌

1) 부산대학교 한의학전문대학원. 한의학기본교육 임상술기지침 2018 학년도. 부산:부산대학교한의학전문대학원. 2018.

16

침전기자극술

학습목표	- 침전기자극 기구를 조작해 환자의 자침된 침에 연결하여 전기자극을 정확하게 시술할 수 있다.
적응증	- 근골격계 질환(두면부 질환, 견갑부 질환, 주관절 및 손 질환, 경추 질환, 흉추 질환, 요추 질환, 배부 질환, 고관절 질환, 슬관절 질환, 족부 질환 및 염증성 질환 등) - 신경근육계 질환(뇌중풍, 척수신경 질환, 말초신경계 질환, 근육 질환 등) - 피부 질환, 안이비인후과 질환(안 질환, 이 질환, 비 질환, 구설 질환, 치아 질환, 인후 질환 등) - 호흡기계 질환 - 소화기계 질환(내상, 복통, 위완통, 곽란, 구역, 구토, 얼격 및 반위, 변비, 설사, 이질, 울증, 창만, 황달, 협통, 적취 등) - 혈관계 질환(흉통, 화열병, 출혈, 고혈압 등) - 비뇨생식기계 질환(뇨이상, 성기능이상, 성기 질환, 당뇨병, 부종 등) - 정신신경계 질환(경계, 정충, 수면, 건망, 치매, 전간, 두통, 현훈, 전광, 울증 등) - 부인과 질환(월경 질환, 불임증, 여성 생식기 질환, 유방 질환, 임신 질환 등) - 소아과 질환(소아 호흡기 질환, 소아 소화기 질환, 소아 정신신경계 질환, 소아 근육골격계 질환 등)
준비사항	- 진료실 : 전기자극기 - 환자 : - - 의사 : 가운, 필기구, 차트
절차요약	- 검사 전 : 환자정보 및 침전기자극술 부위 및 환자 체내이식 장치 확인 - 검사 중 : 침전기자극선 연결 - 검사 후 : 침전기자극선 제거, 환자 교육 및 정리

1. 안내문

가. 실습실 안내문

침전기자극기를 환자에게 자침된 침에 연결하여 적절한 전기자극을 전달하는 과정을 설명하시오

2. 절차

가. 시술 전

1) 자기소개 및 환자 확인 : "안녕하세요. 학생의사 ○○○입니다. 이름과 나이가 어떻게 되시죠?"
2) 의무기록에서 침전기자극술이 지시된 환자의 병록번호, 연령, 성별, 성명을 확인한다.
3) 침전기자극술의 이유와 방법에 대해 설명하고 시행 중 통증 및 전기자극이 있음을 설명한다.
4) 침전기자극술을 시행할 부위를 확인한다. 이때 목의 앞쪽 삼각지대(혈압을 조절하는 경동맥동(carotid sinus), 호흡과 연관된 후두근(laryngeal muscles), 그리고 미주 신경(vagus nerve)이 이 부위에 위치), 목 뒤쪽(뇌간(brain stem)이 위치)은 전기침 자극을 시행하지 않는다.
5) 환자에게 의료 장치인 삽입형제세동기(implantable cardioverter defibrillators, ICDs), 심박조율기(pacemaker) 등 의료장치를 몸에 심었는지 확인한다.
6) 침전기자극술에 필요한 전기자극기, 전기라인 등이 다 있는지 확인한다.
7) 전기침 치료기의 전원을 연결하고 전원을 켠다.
8) 환자가 앉도록 도와준다.
9) 의사는 손을 깨끗이 씻는다.

나. 시술 중

1) 전기침 치료기의 연결선을 척추나 심장을 횡단하지 않게 양 연결선을 자침된 침과 연결시킨다.
2) 전기침 치료기를 조작하여 전류가 0.5~6 mA 범위 내에서 환자의 반응을 살펴가며 전기자극 강도를 조절한다.

OSCE

3) 환자에게 침전기자극술이 시작되었고 15~30분간 자극이 지속될 것임을 알려준다.

다. 검사 후

1) 환자에게 침전기자극술이 종료되었다 말하고 협조에 감사한 후 침연결선을 분리한다.
2) 사용한 물품을 제자리에 깨끗하게 정리한다.
3) 의사는 손을 씻는다.

3. 평가항목

번호	평가 내용	점수		
1	환자정보는 잘 확인했는가?	0	1	2
2	침전기자극술 설명은 잘 시행되었는가?	0	1	2
3	침전기자극술을 시행할 부위에 대한 확인은 잘 시행되었는가?	0	1	2
4	환자에게 체내삽입 의료장치 여부 확인은 잘 시행되었는가?	0	1	2
5	시술 전 손씻기는 잘 시행되었는가?	0	1	2
6	침전기자극 장비 확인은 잘 시행되었는가?	0	1	2
7	전기침 치료기 연결선과 침과의 연결은 잘 시행되었는가?	0	1	2
8	전기자극 강도 조절은 잘 시행하였는가?	0	1	2
9	전기침 치료기 연결선은 잘 분리하였는가?	0	1	2
10	시술 후 손씻기는 잘 시행되었는가?	0	1	2
총점 (20)				

4. 참고문헌

1) 침술 및 동양의학 대학 평의회(Council of Colleges of Acupuncture and Oriental Medicine, CCAOM). 침술 및 동양의학 대학 평의회 정침법 지침서 제7판. 2015.

17

레이저침술

학습목표	- 레이저침술을 할 수 있다. - 레이저침술의 치료효과를 설명할 수 있다. - 레이저침술의 적응증, 금기증 및 주의사항을 설명할 수 있다. - 시술 전후에 필요한 사항을 시행할 수 있다.
적응증	- 대상 : 소아 등 침을 두려워하는 환자 - 목적 : 통증 완화 - 질환 : 두통, 금연보조, 근막동통증후군, 뇌성마비 후유증, 신경인성 소양증, 수술 후 오심 구토, 중등도 이하의 우울증, 주관절 외상과병증, 슬부 골관절염, 악관절장애, 슬부 골괴사, 주의력 결핍 및 과잉행동장애, 간질성 방광염, 섬유근통 등
준비사항	- 진료실 : 의료용 레이저 혈위치료기, 레이저 광선용 안경 - 환자 : 반지, 목걸이 등을 제거 - 의사 : 가운
절차요약	- 시술 전 : 레이저 혈위치료기 및 환자자세 준비 - 시술 중 : 시술 부위 및 시간 설정 후 시술 - 시술 후 : 환자 확인 및 기기 정리

1. 안내문

가. 실습실 안내문

수근관증후군 및 슬관절염으로 인한 통증을 호소하는 환자에게 레이저를 조작해 시술하시오.

2. 절차

가. 시술 전

1) 손 씻기

가) 눈에 보이는 오염이 있는 경우 : 물과 비누로 손을 씻는다.

나) 눈에 보이는 오염이 없는 경우 : 물 없이 적용하는(알코올 젤) 손을 소독한다.

2) 자기소개 및 환자 확인 : "안녕하세요. 학생의사 ○○○입니다. 이름과 나이가 어떻게 되시죠?"

3) 금기증 확인

가) 스테로이드를 사용하는 환자의 경우 레이저 침술의 효과가 차단된다.

나) 금기 부위 : 갑상선, 췌장, 부신, 난소, 고환 등에는 직접 조사하지 않는다.

다) 금기증 : 악성 종양환자, 월경중인 환자, 임산부, 간질환자, 심장 조율기 착용자

4) 시술 설명 : "환자분께서는 통증완화를 위해 레이저침술을 시술받게 됩니다."

5) 레이저 혈위치료기 준비

가) 레이저 혈위치료기 : 전원 혹은 배터리 확인. 시술 시 환자와 접촉하는 부분(프로브, 팁 등) 알코올 소독

나) 파장 : 780~860 nm로 설정

다) 출력 : 5~500 mW로 설정

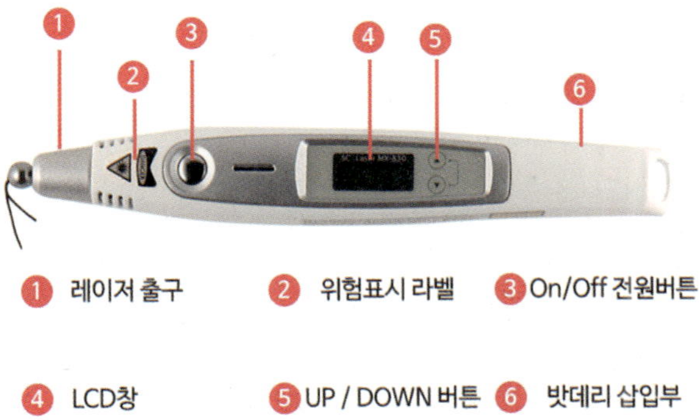

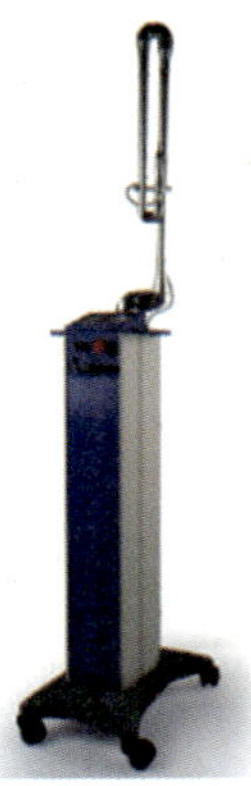

그림 17-1. 레이저 혈위치료기

6) 환자자세 준비

가) 반지와 목걸이 제거 : "레이저가 반사될 수 있는 반지나 목걸이 등을 빼주세요."

나) 레이저 광선용 안경 착용 : "레이저 광선용 안경을 써주세요." (시술자도 착용)

다) 손목 : "아픈 부위가 위로 올라오게 해 주세요."

라) 무릎 : "아픈 부위가 드러나게 옷을 걷어주세요."

나. 시술 중

1) 시술 부위 : 시진, 타진, 촉진 등을 통해 선정한다.

가) 손목 : 아시혈 위주로 2~3개의 혈위 선정한다.

나) 무릎 : 아시혈 위주로 3~6개의 혈위 선정한다.

2) 시술 시간 : 혈위당 20~300초로 시술한다.

3) 레이저 조사가 이루어지는지 확인한다.

다. 시술 후

1) 레이저 혈위치료기의 전원을 끄고 내려놓는다.

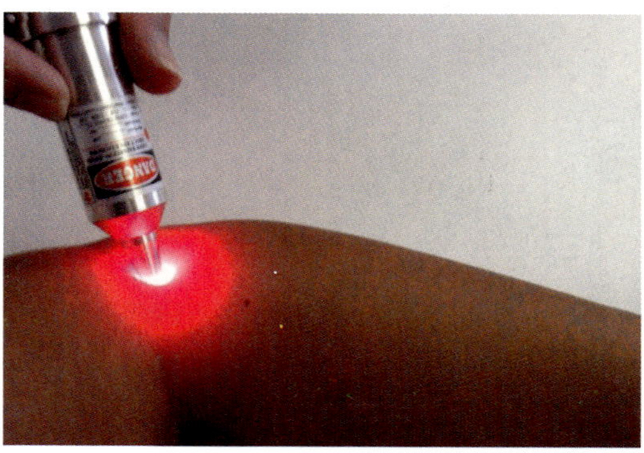

그림 17-2. **레이저 혈위치료기 시술 그림**

출처 : https://www.coherentnews.com/acupuncture-lasers-market-excellent-long-term-growth-outlook/

2) 환자 확인 : 화상 부위가 있는지 확인한다. “시술받는 동안 불편한 점은 없으셨나요?”

3) 손 씻기

3. 평가항목

번호	평가내용	점수		
1	시술 전후 손 씻기가 잘 시행되었나?	0	1	2
2	환자 정보를 잘 확인했나?	0	1	2
3	레이저침의 금기증을 확인하고 치료효과를 설명하였는가?	0	1	2
4	안전 장비의 착용이 잘 시행되었나?	0	1	2
5	환자자세 준비는 잘 시행되었나?	0	1	2
6	환부의 위치 및 해부학적 부위를 확인하였는가?	0	1	2
7	치료파장과 출력을 적절히 설정하였는가?	0	1	2
8	적절한 시간 동안 시술하였는가?	0	1	2
9	시술 후 환자 확인이 잘 이루어졌는가?	0	1	2
10	진찰 시 환자 배려는 잘 이루어졌나?	0	1	2
총점 (20)				

4. 참고자료 : 레이저침술의 파장

레이저 침에는 주로 600~1,300 nm 파장대의 레이저를 이용하기 때문에 조직에 의한 흡수 손실이 적어 상당한 깊이까지 빛이 투과될 수 있다. 630~740 nm의 파장대의 레이저는 깊게 투과되지 않기 때문에 체표의 경혈을 자극하는 데 적절하며, 750~1,500 nm의 적외선 레이저는 깊이 투과되기 때문에 인대 · 조직 · 관절 등과 같이 깊은 조직의 아시혈을 자극할 때 적절하다.

OSCE

5. 참고문헌

1) 대한침구의학회 교재편찬위원회. 鍼灸醫學 임상실기지침. 서울:한미의학. 2016.

2) 대한침구의학회 교재편찬위원회. 鍼灸醫學. 서울:한미의학. 2016.

3) 경희대학교 한방병원. 한방병원 2주기 의료기관인증 교육집. 2017.

4) World Association of Laser Therapy. Recommended treatment doses for Low Level Laser Therapy. 2010.

5) World Association of Laser Therapy at the 5th World Congress. Consensus agreement on the design and conduct of clinical studies with low level laser therapy and light therapy for musculoskeletal pain and disorders. 2004.

18

구술(직접애주구술 외)

구술(뜸 : 직접애주구술, 간접애주구술, 기기구술)

학습목표	– 직접구의 조작방법을 이해하고 정확하게 시행할 수 있다. – 간접구의 조작방법을 이해하고 정확하게 시행할 수 있다. – 뜸 시술 전 환자 특성에 따른 이상반응의 가능성을 이해하고 시술 가능 대상 여부를 파악하여 안전하게 시행할 수 있다. – 뜸 시술 중 부작용의 가능성을 낮추기 위해 환자의 상태를 파악하며 진행한다. – 뜸 시술 후 감염을 예방하기 위한 적절한 조치를 할 수 있다.
적응증	– 한증(寒證) – 만성질환 – 일체의 양허구병(陽虛久病)
준비사항	– 진료실 : ① 애융(艾絨) ② 애주틀 ③ 향과 향꽂이 ④ 성냥 ⑤ 물 ⑥ 거즈 ⑦ 곡반 ⑧ 재떨이 ⑨ 생강편 ⑩ 송곳 ⑪ 의료용 폐기물 전용용기 ⑫ 의료용 장갑 ⑬ 알코올이 함유된 손세정제 ⑭ 1회용 멸균 알코올 솜(70% isopropyl alcohol) ⑮ 기기구(연소식, 전기식 등) – 환자 : ① 2인 1조 실습학생, ② 실습 모형, ③ 실습 패드, ④ 실습 시뮬레이터 – 의사 : ① 청결하고, 세탁 가능한 또는 일회용으로 된 가운, ② 필기구, ③ 메모 노트
절차요약	– 시술 전 : 환자 안전을 위한 설명과 정보 확인, 시술부위 준비, 뜸 준비 – 시술 중 : 취혈, 적절한 체위 선택, 적절한 온도자극 조절, 구술의 종류별 적합한 절차 – 시술 후 : 시술부위 확인, 사용한 뜸의 적절한 처리.

1. 안내문

가. 실습실 안내문

1) 직접애주구술(비화농구) : 환자의 시술 대상 적합성을 확인하고 제시된 혈위에 직경 1 cm의 애주구(비화농구)를 시술하시오.

2) 간접구술(격강구) : 환자의 시술 대상 적합성을 확인하고 제시된 혈위에 직경 1 cm의 격강구를 시술하시오.

3) 기기구술 : 환자의 시술 대상 적합성을 확인하고 제시된 혈위에 기기구술을 시술하시오.

나. 환자 정보

예) 홍길동. 1969년 10월 1일 생. 소화불량. 한증. 당뇨 없음. 알레르기 피부염 확인 된 것 없음. 켈로이드 피부 없음.

2. 절차

가. 시술 전

1) 자기소개 및 환자 확인 : "안녕하세요. 학생의사 ○○○입니다. 이름과 나이가 어떻게 되시죠?"
2) 환자의 치료 대상 적합성 확인 : 뜸 시술 이상반응이 발생하기 쉬운 질환, 체질 특성이 있는지 확인.(당뇨, 알레르기성 피부, 켈로이드 피부 등)
3) 구술 설명 및 동의 취득 : "뜸을 시술하겠습니다. 동의하시나요?"
4) 문제에 맞는 구술 준비물품 확인(직접애주구술 : 애주틀에 애융을 넣고 1 cm 크기의 애주를 만든다. 격강구술 : 2~3 mm 두께의 생강편에 굵은 침이나 송곳으로 구멍을 몇 개 뚫는다. 기기구술 : 시험장에 제시된 기기구에 따른 조작방법을 확인한다.)
5) 시술과정상 환자의 주의 사항 고지 : 자세의 안정 및 자극 정도를 의사에게 고지할 것을 설명. "자세를 움직이면 뜸이 넘어져서 화상을 입을 수 있습니다." "너무 뜨거워지면 참지 말고 알려주세요. 조절해드리겠습니다. 무조건 참으면 화상을 입을 수 있습니다." "적절한 뜸 시술 후에도 피부 민감도에 따라 화상이 발생할 수 있습니다."
6) 환자의 체위 선택 및 취혈 : 앙와위, 복와위, 측와위 등 상용 체위 중에서 의사가 정확한 취혈을 할 수 있고 조작하기 편리해야 하며, 환자

는 시술하는 동안 자세의 변화 없이 편안한 자세로 견딜 수 있는 체위를 선택해야 한다. 제시된 혈위를 정확히 취혈하여 표시한다.

7) 손 씻기

8) 시술 부위 준비 및 소독 : 시술 부위에 상처나 피부 병변이 없는지 점검해야 한다. 시술 부위는 알코올 솜으로 청결하게 소독한다. 의사의 손에 상처 부위가 있거나, 시술 부위에 상처 또는 출혈이 있어 환자의 혈액 또는 체액과 접촉할 위험이 있는 경우 등은 의료용 장갑을 착용하도록 한다.

나. 시술 중

1) 뜸 시술 : 직접애주구(비화농구) – 물에 적신 거즈를 이용해 취혈한 혈위에 애주를 잘 부착한 후 향을 피워 애주에 불을 붙인다.

   격강구 – 혈위에 생강편을 놓고 그 위에 애주를 안정적으로 올려놓은 후 향을 피워 애주에 불을 붙인다.

   기기구술 – 준비된 기기구의 조작법에 맞게 혈위에 기기구를 작동시킨다(연소식 또는 전기식).

2) 뜸 시술 중의 온도 조절 : 직접애주구 – 애주의 2/3가량이 연소되었을 때 환자의 감각을 확인하고 제거한다.

   격강구 및 기기구술 – 환자의 감각을 확인하고 제거하거나 적정 온도로 조절한다.

3) 뜸 시술 중 환자와의 의사소통 : 뜸의 진행상황에 맞추어 "따뜻함이 느껴지십니까?", "따끔할 정도의 뜨거움이 느껴지시면 바로 알려주세요." 등 적절한 온도조절을 위한 의사소통을 시도한다.

다. 시술 후

1) 사용한 뜸의 처리 : 재떨이에 연소한 뜸의 잔재를 넣기 전 또는 후에 물을 부어 사용한 뜸의 연소를 완전히 종료시킨다.

2) 시술부위 확인 및 주의사항 설명 : 수포 등의 이상반응 여부를 관찰하고 시술부위에 날카로운 통증이 생겼는지 묻는다. 수포가 발생하였을 경우 감염 방지를 위한 설명을 한다. 시술부위에 통증이 생겼을 경우 시간이 지난 후 수포가 발생할 수 있음을 알리고 관리 방법을 설명한다. 또는 시술 부위에 이상 반응이 나타나지 않은 정상상태임을 알린다.
3) 시술부위 소독 : 알코올 솜으로 올바르게 소독한다.
4) 손 씻기
5) 치료 종료 알림 및 환자 배려 : 환자에게 뜸 시술이 종료되었음을 알린다. "불편한 점은 없으십니까?"

3. 평가항목

번호	평가내용	점수		
1	손 씻기는 잘 시행되었나?	0	1	2
2	환자정보를 잘 확인했나?	0	1	2
3	제시된 종류에 맞는 뜸을 적절히 준비하였나?	0	1	2
4	환자자세 준비는 잘 시행되었나?	0	1	2
5	시술 부위 소독 및 관찰이 잘 시행되었나?	0	1	2
6	뜸 시술 과정에 대한 주의 사항은 잘 설명하였나?	0	1	2
7	시구를 제대로 시행하였나?	0		1
8	뜸 시술 중 환자와의 의사소통은 잘 시행하였나?	0	1	2
9	사용한 뜸을 잘 처리하였나?	0	1	2
10	시술 부위 확인하고 설명하였나?	0	1	2
11	진찰 시 환자 배려는 잘 이루어졌나?	0	1	2
총점 (21)				

4. 참고문헌

1) 대한침구의학회 교재편찬위원회. 침구의학 임상실기지침. 한미의학. 2016:25-26, 39-41.
2) 경희대학교 한방병원 침구과. 침구과 진료 매뉴얼. 우리의학서적. 2015:38-48.

19

부항(자락관법 외)

부항(자락관법-습식부항)

학습목표	- 자락관법의 조작방법을 이해하고 정확하게 시행할 수 있다. - 자락관법 시술 전 환자 특성에 따른 이상반응의 가능성을 이해하고 시술 가능 대상여부를 파악하여 안전하게 시행할 수 있다. - 자락관법 시술 중 부작용의 가능성을 낮추기 위해 환자의 상태를 파악하며 진행할 수 있다. - 자락관법 시술 전·후 감염을 예방하기 위한 CNT (Clean Needle Technique)의 조작방법을 이해하고 적절한 조치를 할 수 있다.
적응증	- 급만성 연부조직의 손상 - 신경성피부염 - 피부소양증 - 단독 - 신경쇠약 - 위장신경증 등
준비사항	- 진료실 : ① 세정용품 또는 손 소독제 ② 삼릉침(멸균처리, 1회용) ③ 부항(멸균처리, 1회용) ④ 드레싱세트(소독포, 사각트레이, 핀셋) ⑤ 알코올 솜(멸균처리, 1회용) ⑥ 거즈(멸균처리, 대 사이즈) ⑦ 곡반 ⑧ 외과용 글러브(멸균처리, 1회용) ⑨ 반창고 ⑩ 포타딘 코튼 볼 ⑪ 의료폐기물 처리함 - 환자 : ① 자락관법 실습모형(근육주사모형) ② 실습 모형, ③ 실습 패드, ④ 실습 시뮬레이터 - 의사 : ① 청결하고, 세탁 가능한 또는 일회용으로 된 가운, ② 필기구, ③ 메모 노트
절차요약	- 자락관법 시술 전 : 환자 안전을 위한 설명과 정보 확인, 시술부위 준비, CNT 시행 - 자락관법 시술 중 : 취혈, 적절한 체위 선택, 적절한 자락, 부항컵 부착 및 음압 조절 - 자락관법 시술 후 : 시술부위 확인, 적용 부위의 적절한 처리.

1. 안내문

가. 실습실 안내문

1) 자락관법 : 환자의 시술 대상 적합성을 확인하고 제시된 혈위에 자락관법을 시술하시오.

나. 환자 정보

예) 홍길동. 1969년 10월 1일 생. 소화불량. 한증. 당뇨 없음. 알레르기 피부염 확인 된 것 없음. 켈로이드 피부 없음.

2. 절차

가. 시술 전

1) 자기소개 및 환자 확인 : "안녕하세요. 학생의사 ○○○입니다. 이름과 나이가 어떻게 되시죠?"
2) 환자의 치료 대상 적합성 확인 : 자락관법 시술 이상반응이 발생하기 쉬운 질환, 체질 특성이 있는지 확인.(당뇨, 알레르기성 피부, 켈로이드 피부, 고열, 경련, 피부과민, 궤양, 골절, 임신여부 등)
3) 시술 설명 및 동의 취득 : "자락관법을 시술하겠습니다. 동의하시나요?"
4) 문제에 맞는 자락관법 준비물품 확인 (① 세정용품 또는 손 소독제 ② 삼릉침(멸균처리, 1회용) ③ 부항(멸균처리, 1회용) ④ 드레싱세트(소독포, 사각트레이, 핀셋) ⑤ 알코올 솜(멸균처리, 1회용) ⑥ 거즈(멸균처리, 대 사이즈) ⑦ 곡반 ⑧ 외과용 글러브(멸균처리, 1회용) ⑨ 반창고 ⑩ 포타딘 코튼 볼 ⑪ 의료폐기물 처리함 등이 구비되어 있는지 확인한다.)
5) 시술과정 상 환자의 주의 사항 고지 : 자세의 안정 및 자극 정도를 의사에게 고지할 것을 설명. "자세를 움직이면 부항이 빠져서 혈액이 흐

OSCE

를 수 있습니다.", "음압이 너무 강하게 느껴지면 참지 말고 알려주세요. 조절해드리겠습니다. 무조건 참으면 피부손상, 물집 등을 유발할 수 있습니다." "적절한 자락관법 시술 후에도 피부 민감도에 따라 멍이 들거나 수포, 통증 등이 발생할 수 있습니다."

6) 환자의 체위 선택 및 취혈 : 앙와위, 복와위, 측와위 등 상용 체위 중에서 의사가 정확한 취혈을 할 수 있고 조작하기 편리해야 하며, 환자는 시술하는 동안 자세의 변화 없이 편안한 자세로 견딜 수 있는 체위를 선택해야 한다. 제시된 혈위를 정확히 취혈하여 표시한다.
7) 손 씻기 시행 후 외과용 글러브 착용
8) 시술 부위 준비 및 소독 : 시술 부위에 상처나 피부 병변이 없는지 점검해야 한다. 시술 부위는 드레싱 세트와 알코올 솜 등으로 청결하게 소독한다.

나. 시술 중

1) 자락 시술 : 멸균된 삼릉침을 이용하여 소독된 부위에 자락술을 시행한다.
2) 부항 시술 : 멸균된 부항컵을 자락부위에 부착한다. 부항흡입기를 연결하여 3~5회 펌핑한다.
3) 자락관법 시술 중 환자와의 의사소통 : 자락 관법의 진행상황에 맞추어 "부항컵의 압력이 느껴지십니까?", "참을 수 있을 정도의 압력입니까?" 등 적절한 음압조절을 위한 의사소통을 시도한다.

다. 자락관법 시술 후

1) 일정한 시간이 경과한 후 소독거즈를 양손에 집어 들고, 한손으로는 혈액이 흐르지 않도록 소독거즈를 부항기 아래쪽에 대고, 한손으로는 부항기 흡기부위를 잡고 음압을 제거하여 부항컵을 탈착시킨다.
2) 부항 컵과 혈액이 묻은 거즈는 폐기물 처리함에 넣는다.

3) 소독거즈를 사용하여 부항시술 부위의 혈액을 닦아낸다.
4) 포타딘 볼을 이용하여 시술부위를 나선형으로 드레싱한다. 1차, 2차 시행한다.
5) 자락부위가 넓은 경우 소독거즈를 사용하여 환부에 부착하고 반창고를 붙여준다.
6) 글러브를 벗는다.
7) 치료 종료 알림 : 환자에게 자락관법 시술이 종료되었음을 알린다.
8) 시술 후 주의사항을 설명한다.
9) 의사는 손을 씻는다.

3. 평가항목

번호	평가내용	점수		
1	손위생은 잘 시행되었나?	0	1	2
2	환자정보를 잘 확인했나?	0	1	2
3	제시된 종류에 맞는 도구를 적절히 준비하였나?	0	1	2
4	환자자세 준비는 잘 시행되었나?	0	1	2
5	시술 부위 소독 및 관찰이 잘 시행되었나?	0	1	2
6	자락관법 시술 과정에 대한 주의 사항은 잘 설명하였나?	0	1	2
7	자락관법을 제대로 시행하였나?	0		1
8	자락관법 시술 중 환자와의 의사소통은 잘 시행하였나?	0	1	2
9	부항컵과 혈액이 묻은 거즈는 잘 처리하였나?	0	1	2
10	시술 부위의 드레싱과 거즈처리는 잘 하였는가?	0	1	2
11	진찰 시 환자 배려는 잘 이루어졌나?	0	1	2
총점 (21)				

4. 참고문헌

1) 대한침구의학회 교재편찬위원회. 침구의학 임상실기지침. 한미의학. 2016:25-26, 39-41.

2) 경희대학교 한방병원 침구과. 침구과 진료 매뉴얼. 우리의학서적. 2015:38-48.

20

일반약침술(안전약침술, 약침마취술)

학습목표	– 약침의 종류 및 적응증을 설명할 수 있다. – 약침의 성분 및 약리작용 및 과민반응을 설명할 수 있다. – 약침 시술 전 과민반응검사를 시행할 수 있다. – 약침 과민반응검사 방법 및 결과를 설명할 수 있다. – 약침 시술 부위의 선택과 조작 방법을 숙지하고, 실습을 통하여 응용할 수 있다.
적응증	약침제제의 효능에 따름
준비사항	– 진료실 : 약침제제, 1회용 약침 주입기 (26~30G), 알코올 솜, 손소독제, 의료용 폐기물 전용용기 – 환자 : 실습모형 사용 – 의사 : 가운, 필기구
절차요약	– 시술 전 : 환자 확인, 과민반응검사 설명, 환자 자세 준비, 검사 시행 – 시술 중 : 약침시행 여부 설명, 과민반응검사 시행, 약침시술 – 시술 후 : 과민반응검사 결과 관찰 및 설명, 약침시술 후 처리

1. 안내문

가. 실습실 안내문

약침시술이 필요한 사람에게 통증 부위를 확인한 후 환부의 경혈에 약침을 시술하시오.

2. 절차

가. 검사 전

1) 손 씻기

2) 자기소개 및 환자 확인 : “안녕하세요. 학생의사 ○○○입니다. 이름과

나이가 어떻게 되시죠?"

3) 검사설명 : "약침 시술 전에 과민반응검사를 하려고 합니다. 환자분이 약침시술에 적합한지 살펴보는 검사입니다. 팔이나 통증 부위의 피부에 소량의 약침액을 주입하고 피부반응을 살펴볼 것입니다. 약침액 주입 시 약간 통증이 있을 수 있지만 다른 불편감은 없으실 겁니다."
4) 발생 가능한 과민반응 설명 : "발생할 수 있는 과민반응은 ○○○이 있습니다."
5) 과민반응 발생 시 대처법 설명 및 동의 구하기 : "과민반응으로 나타나는 가장 흔한 증상은 가려움인데, 얼음찜질을 하거나 물파스를 바르면 됩니다. 혹시 과민반응이 발생 하면 의료진이 적절한 처치를 즉시 시행할 것이니 안심하셔도 됩니다. 약침 시술 전 과민반응검사에 동의해 주시면 진행하도록 하겠습니다."
6) 약침액 준비 : 약침액을 개봉하고 약침 주입기를 이용해 멸균 상태가 유지되도록 약침액을 준비한다.

나. 검사 중

1) 주입 전 관찰 : "검사 부위 피부를 살펴보겠습니다." 환자의 검사 시행 부위(전완 또는 통증 부위)의 피부 상태를 확인하여 검사 가능여부를 확인한다.
2) 약침과민반응 검사 시행 :
   가) "이제 약침 과민반응검사를 시행하겠습니다. 움직이지 마시고 불편하시면 말씀해 주세요."
   나) 환자를 진료 베드에 앙와위로 눕힌 상태에서 검사 시행부위(전완 또는 통증부위)를 노출시킨다.
   다) 알코올 솜으로 소독한 후, 약침 주입기를 사용하여 약침액을 피내로 0.05~0.1 ml 주입한다.

다. 검사 후

1) 관찰 결과 기록

가) 약침 주입 약 15분 후 발적이 최고조에 달했을 때 국소적 피부반응(1 cm 미만의 팽진 또는 2.5 cm 미만의 홍반, 원위부위 두드러기가 없는 경우 음성으로 간주함)을 확인하고 결과 및 소견을 기록한다.

나) 기타 전신성 피부반응, 소화기, 호흡기, 순화기 및 기타 전신 증상 여부를 확인하고 결과 및 소견을 기록한다.

2) 검사결과 설명

가) "약침 과민반응검사를 끝냈습니다. 불편한 점은 없으셨어요? 검사결과 음성 반응(또는, 양성반응) 소견입니다. 약침시술에 적합(또는, 부적합)하십니다." 국소적 피부반응 평가 후 결과를 환자에게 구체적으로 설명한다.

3) 과민반응에 대한 대처

가) 소양감 호소 시에는 대처법을 다시 한번 충분히 설명한다.

나) 전신 과민반응 발생 시 편안히 머리를 낮추고 누워서 안정을 취하게 하고 활력징후를 확인하면서 증상의 진행여부를 주의 깊게 관찰해야 한다.

다) 전신 피부반응, 소화기 증상 외에 호흡기, 순환기 증상으로 전개되어 즉각적인 처치가 필요한 경우에는 응급 의학적 처치를 신속하게 시행할 수 있도록 해야 한다.

라. 약침 시술

1) 시술부위 소독 : 약침 시술 부위를 노출시키고, 환부의 경혈을 취혈한 후, 취혈 부위를 알코올 솜으로 중심에서 가장자리로 둥글게 소독한다.

2) 약침시술 : 해당 경혈에 약침을 시술하고, 시술 후 알코올 솜으로 다시 소독한다.

3) 약침시술 후 처리 : 약침시술 후 사용된 약침 주입기는 의료용 폐기물 처리함에 폐기한다.

4) 손 씻기

3. 평가항목

번호	평가내용	점수		
1	시술 전 준비사항을 잘 시행하였나?	0	1	2
2	환자 정보를 잘 확인했나?	0	1	2
3	약침 과민반응검사 설명 및 동의 여부는 잘 시행되었나?	0	1	2
4	약침 과민반응검사는 잘 시행되었나?	0	1	2
5	약침 과민반응검사 결과 기록 및 설명은 잘 시행되었나?	0	1	2
6	약침 시술 전 손 씻기는 잘 시행되었나?	0	1	2
7	약침액을 제대로 약침 주입기에 주입하였는가?	0	1	2
8	약침 시술은 잘 시행되었나?	0	1	2
9	약침 시술 후 처리는 잘 시행되었나?	0	1	2
10	시술 후 손 씻기는 잘 시행되었나?	0	1	2
11	진찰 시 환자 배려는 잘 이루어졌나?	0	1	2
총점 (22)				

4. 참고문헌

1) 대한침구의학회 교재편찬위원회. 침구의학. 서울:한미의학. 2016: 204-28

2) 대한침구의학회 교재편찬위원회. 침구의학 임상실기치침. 한미의학. 2016:48-9.

3) 부산대학교 한의학전문대학원. 한의학기본교육 임상술기지침. 부산대학교 한의학전문대학원. 2018:322-6.

21

혈맥 약침술

학습목표	- 혈맥약침의 종류 및 적응증을 설명할 수 있다. - 혈맥약침의 성분 및 약리작용 및 과민반응을 설명할 수 있다. - 혈맥약침 시술 전 과민반응검사를 할 수 있다. - 혈맥약침 시술 부위의 선택하고 조작할 수 있다.
적응증	혈맥약침제제의 효능에 따름
준비사항	- 진료실 : 혈맥약침제제, 1회용 약침 주입기(26~30 G), 혈맥주입보조기, 소독솜, 손소독제, 의료용 폐기물 전용용기 - 환자 : 실습모형 사용 - 의사 : 가운, 필기구
절차요약	- 시술 전 : 환자확인, 과민반응검사 설명, 환자 자세 준비, 검사 시행 - 시술 중 : 혈맥약침시행여부 설명, 혈맥약침시술 - 시술 후 : 혈맥약침시술 후 처리

1. 안내문

가. 실습실 안내문

변증. 진단 후에 혈맥약침술의 시행이 결정된 환자에게 혈맥약침 시술 부위를 확인한 후, 혈맥약침을 시술하시오.

2. 절차

가. 검사 전

1) 손 씻기
2) 자기소개 및 환자 확인 : "안녕하세요. 학생의사 ○○○입니다. 이름과 나이가 어떻게 되시죠?"
3) 검사설명 : "혈맥약침 시술 전에 과민반응검사를 하려고 합니다. 환자

분이 혈맥약침시술에 적합한지 살펴보는 검사입니다. 팔이나 통증 부위의 피부에 소량의 혈맥약침액을 주입하고 피부반응을 살펴볼 것입니다. 혈맥약침액 주입 시 약간 통증이 있을 수 있지만 다른 불편감은 없으실 겁니다. 발생할 수 있는 과민반응은 ○○○이 있습니다. 과민반응이 발생하면 의료진이 적절한 처치를 즉시 시행할 것이니 안심하셔도 됩니다. 약침 시술 전 과민반응검사에 동의해 주시면 진행하도록 하겠습니다." 과민반응검사 필요성, 절차, 예상되는 과민반응, 대처법, 동의 여부를 구체적으로 충분히 설명한다.

4) 혈맥약침액 준비 : 혈맥약침액이 유효성분을 추출하기 위한 적절한 조제과정을 거쳐 조제되었는지 확인하고, 환자의 변증, 진단에 따라 혈맥약침액의 종류와 시술량을 결정하여 준비한다.

나. 검사 중

1) 주입 전 관찰 : "검사 부위 피부를 살펴보겠습니다." 환자의 검사 시행부위(전완 또는 시술 부위)의 피부 상태를 확인하여 검사 가능여부를 확인한다.
2) 약침과민반응 검사 시행
   가) "이제 혈맥약침 과민반응검사를 시행하겠습니다. 움직이지 마시고 불편하시면 말씀해 주세요."
   나) 환자를 진료 베드에 앙와위로 눕힌 상태에서 검사 시행부위(전완 또는 시술부위)를 노출시킴.
   다) 알코올 솜으로 소독한 후, 혈맥약침 주입기를 사용하여 약침액을 피내로 0.05~0.1 ml 주입한다.

다. 검사 후

1) 관찰 결과 기록
   가) 혈맥약침 주입 약 15분 후 발적이 최고조에 달했을 때 국소적 피

부반응(1 cm 미만의 팽진 또는 2.5 cm 미만의 홍반, 원위부위 두드러기가 없는 경우 음성으로 간주함)을 확인하고 결과 및 소견을 기록한다.

나) 기타 전신성 피부반응, 소화기, 호흡기, 순화기 및 기타 전신 증상 여부를 확인하고 결과 및 소견을 기록한다.

2) 검사결과 설명

가) "혈맥약침 과민반응검사를 끝냈습니다. 불편한 점은 없으셨어요? 검사 결과 음성반응(또는, 양성반응) 소견입니다. 혈맥약침시술에 적합(또는, 부적합)하십니다." 국소적 피부반응 평가 후 결과를 환자에게 구체적으로 설명한다.

나) "앞서 설명 드렸던 전신 과민반응 소견을 보이고 있습니다. 잠시 안정하신 상태로 반응 여부를 주의 깊게 관찰할 필요가 있습니다. 즉각적인 처치가 필요하다고 판단되면 응급 의학적 처치를 받으실 수 있도록 처리하겠으니 안심하십시오." 훈침이나 전신성 과민반응(피부발진이나 발열, 피로감, 호흡곤란 등) 발생 시 환자를 안정적인 자세로 취하게 한 후, 필요시 즉각적인 처치를 시행할 수 있도록 해야 한다.

라. 혈맥약침 시술

1) 시술부위 소독 : 혈맥약침 시술 부위를 노출 시키고, 적절한 자세를 취하게 한 후, 시술할 혈맥 부위를 알코올 솜으로 소독한다.

2) 혈맥약침주입 전 준비 : 혈맥약침 주입기를 시술 부위의 진피를 뚫을 정도만 자입하고, 혈맥에 올바르게 주입되었는지 살핀 후, 혈맥주입 보조기를 혈맥으로 삽입한다.

3) 혈맥약침 주입 : 환자 상태를 살피면서 혈맥약침 주입을 완료한 후, 시술 부위를 일정시간 소독, 압박한다.

4) 혈맥약침시술 후 관찰 : 혈맥약침 시술 후 환자의 안정 및 변화상태를

살피기 위해 일정시간 안정을 취하고, 시술 대상 및 종류에 따라 시술 후속조치 시행 등이 필요하다고 판단되면 신속하게 조치하고 환자의 상태를 관찰한다.

5) 혈맥약침시술 후 처리 : 혈맥약침시술 후 사용된 혈맥약침 주입기 및 보조기는 의료용 폐기물 처리함에 폐기한다.

6) 손 씻기

3. 평가항목

번호	평가내용	점수		
1	시술 전 준비사항을 잘 시행하였나?	0	1	2
2	환자 정보를 잘 확인했나?	0	1	2
3	혈맥약침 시술 전 손 씻기는 잘 시행되었나?	0	1	2
4	혈맥약침 과민반응검사 설명 및 동의 여부는 잘 시행되었나?	0	1	2
5	혈맥약침 과민반응검사는 잘 시행되었나?	0	1	2
6	혈맥약침 과민반응검사 결과 기록 및 설명은 잘 시행되었나?	0	1	2
7	혈맥약침 주입전 준비는 잘 시행되었나?	0	1	2
8	혈맥약침 시술은 잘 시행되었나?	0	1	2
9	혈맥약침 시술 후 처리는 잘 시행되었나?	0	1	2
10	시술 후 손 씻기는 잘 시행되었나?	0	1	2
11	진찰 시 환자 배려는 잘 이루어졌나?	0	1	2
총점 (22)				

4. 참고문헌

1) 대한침구의학회 교재편찬위원회. 침구의학. 서울:한미의학. 2016 :204-28

2) 대한침구의학회 교재편찬위원회. 침구의학 임상실기지침. 한미의학. 2016:48-9.

3) 부산대학교 한의학전문대학원. 한의학기본교육 임상술기지침. 부산대학교 한의학전문대학원. 2018:322-6.

22 수혈

학습목표	- 환자에게 투여할 혈액인지 정확하게 확인할 수 있다. - 환자에게 안전하게 수혈을 시행할 수 있다.
적응증	- 수술, 상해, 출혈로 인한 혈액 부족 시 인체기능과 생명보존에 지장이 있을 때 순환혈액을 보충하기 위함. - 심각한 만성적 빈혈을 가진 대상자의 적혈구 수를 증가시키고, 혈색소(Hb) 수준을 유지하기 위함. - 혈우병을 가진 대상자의 출혈 조절을 돕기 위해 혈장응고요소, 알부민 등의 보충을 위함.
준비사항	- 진료실 : 혈액, 혈액전표, 수혈 세트, 생리식염수, IV 카테터, IV 폴대, 알코올솜, 지혈대(tourniquet), 반창고, 가위, 드레싱 쟁반, 의료 폐기물통 - 환자 : - - 의사 : 가운, 글로브, 필기구, 차트
절차요약	- 시술 전 : 환자정보 및 혈액제재 확인, 수혈에 대한 설명 - 시술 중 : 정맥주사경로와 수혈세트를 연결 및 수혈상태 확인 - 시술 후 : 수혈 부작용 발생여부 관찰

1. 안내문

가. 실습실 안내문

수혈이 필요한 환자에게 수혈장비를 조작해 안전하고 정확하게 이루어지는 과정을 설명하시오

2. 절차

가. 수혈 전

1) 자기소개 및 환자 확인 : “안녕하세요. 학생의사 ○○○입니다. 이름과 나이가 어떻게 되시죠?”

2) 의무기록에서 수혈이 지시된 환자의 병록번호, 연령, 성별, 성명 확인, 혈액제재의 종류와 개수를 확인한다.
3) 환자에게 수혈이 필요하다고 말하고, 수혈의 목적과 방법, 효과와 부작용 등에 대하여 설명한다.
4) 과거 수혈을 받은 적이 있는지, 당시 이상 소견은 없었는지 확인한다.
5) 환자의 교차검사 결과를 확인한다.
6) 환자를 편하게 앉거나 눕도록 확인한다.
7) 의사는 손을 깨끗이 씻고 서거나 앉는다.
8) 알코올 솜, 소독된 거즈, 혈액제재, 수혈세트, 카테터 등을 드레싱 쟁반에 담는다.
9) 밀봉된 봉지 앞면에 '수혈 세트'라고 쓰여진 것을 선택하여 개봉한다.
10) 환자의 이름과 혈액형을 환자 본인과 혈액형 팔찌로 확인하고, 수혈할 혈액 제재에 쓰인 기록과 대조하여 동일한지 확인한다.

나. 수혈 중

1) 혈액제재와 수혈세트를 연결한 후에 혈액제재가 수혈 세트를 채울 때까지 틀어놓은 후 잠근다.
2) 의사는 소독장갑을 착용한다.
3) 주사 부위를 알코올 솜으로 소독한 후 18~20 G 주사바늘로 정맥 주사 경로를 확보한다.
4) 정맥주사경로와 수혈세트를 연결한 뒤에 수혈속도를 해당 혈액제재에 적합하게 맞춘다.
5) 혈액이 잘 들어가며, 팔이 붓지 않는지 확인한다.
6) 주사 부위에 이상이 있는지와 환자가 불편함을 느끼지 않는지 확인한다.

다. 수혈 후

1) 수혈 후 환자에게 주사 부위가 붓거나 통증이 있거나, 방울주입방에서 혈액이 잘 떨어지지 않거나, 욕지기, 구토 피부발적, 오한 등의 증상이 있을 때에는 의료진에게 바로 이야기하도록 설명해준다.
2) 솜, 거즈, 카테터 등은 의료 폐기물통에 버린다.
3) 주사부위, 부작용 유무 등을 차트에 기록한다.
4) 사용한 물품을 제자리에 깨끗하게 정리한다.
5) 의사는 손을 씻는다.

3. 평가항목

번호	평가내용	점수		
1	수혈 전 손 씻기 및 장갑 착용은 잘 시행되었나?	0	1	2
2	혈액형과 환자정보는 잘 확인했나?	0	1	2
3	수혈에 대한 설명은 잘 시행되었나?	0	1	2
4	교차검사 결과를 잘 확인했나?	0	1	2
5	환자자세 준비는 잘 시행되었나?	0	1	2
6	혈액제재와 수혈세트 연결은 잘 시행되었나?	0	1	2
7	주사부위에 대한 소독은 잘 시행되었나?	0	1	2
8	정맥주사 경로 확보는 잘 시행되었나?	0	1	2
9	수혈과정에 대한 관찰은 잘 시행되었나?	0	1	2
10	수혈 후 주사부위에 대한 소독 및 정리는 잘 시행되었나?	0	1	2
11	수혈 부작용에 대한 관찰은 잘 시행되었나?	0	1	2
12	수혈 후 손 씻기는 잘 시행되었나?	0	1	2
13	수혈 시 환자 배려는 잘 이루어졌나?	0	1	2
총점 (26)				

4. 참고문헌

1) 부산대학교 한의학전문대학원. 한의학기본교육 임상술기지침 2018 학년도. 부산:부산대학교한의학전문대학원. 2018.

23

무균 가운과 장갑 착용

학습목표	- 절차에 따른 손 위생을 할 수 있다. - 멸균된 가운, 마스크, 장갑을 무균적으로 착용할 수 있다. - 오염된 장갑, 가운, 마스크를 제거할 수 있다.
적응증	- 가운 : 옷의 오염 방지 - 마스크 : 호흡기계 및 비말 감염 방지 - 장갑 : 손의 오염 방지 및 무균적 접촉
준비사항	- 진료실 : 멸균 가운 팩, 멸균 마스크, 멸균 장갑 - 의사 : 반지, 시계 등을 제거
절차요약	- 착용 전 : 부속물 제거, 손 씻기, 착용 준비 - 착용 절차 : 가운, 마스크, 장갑 착용 - 탈의 절차 : 장갑, 가운, 마스크 제거

1. 안내문

가. 실습실 안내문

멸균 가운, 마스크, 장갑을 무균적으로 착용하고 탈의하시오.

2. 절차

가. 착용 전

1) 부속물 제거 : 반지, 시계 등

2) 손 위생 : 손바닥-손등-손가락 사이-손가락 뒷면-엄지손가락-손끝을 15초 이상 문지른다.

   가) 손 씻기 : 눈에 보이는 오염이 있는 경우 물과 비누로 손 씻기. 40~60초 소요.

나) 손 소독 : 눈에 보이는 오염이 없는 경우 알코올젤로 손 소독. 20~30초 소요.

다) 손 위생 절차

① 소독제(알코올 젤) 또는 비누거품을 손바닥 전체에 골고루 바르며 비빔.

② 양손을 교대로 손등에 바르며 문지른다.

③ 양손을 교대로 손가락 사이에 바르며 문지른다.

④ 양손을 교대로 양손의 손가락 뒷면을 비비며 문지른다.

⑤ 양손의 엄지를 교대로 감싸 안듯이 문지른다.

⑥ 손끝으로 양손바닥을 교대로 긁듯이 문지른다.

⑦ 깨끗이 씻어내고 멸균 수건이나 페이퍼 타월 등으로 닦아낸다.

3) 착용 준비 : 멸균 지역에서 내용물에 접촉하지 않은 채로 멸균 팩을 개봉

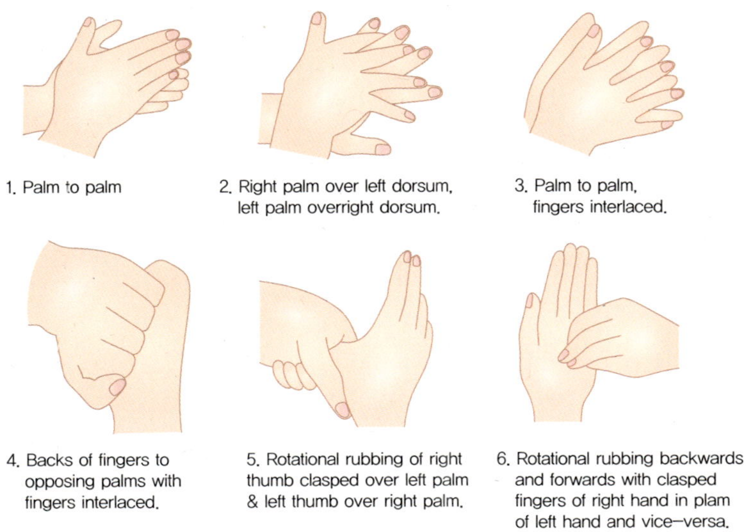

출처 : https://www.publicdomainpictures.net/en/view-image.php?image=57031&picture=how-to-wash-hands

그림 23-1. **손 위생 절차**

가) 가운 : 멸균 가운 팩을 천천히 개봉하고 멸균 부위 가장자리를 만지지 않도록 한다.

나) 마스크 : 손에 닿는 곳에 배치한다.

다) 장갑 : 손에 맞는 크기의 장갑을 준비하고 착용이 쉽도록 입구를 착용자 쪽으로 배치한다.

나. 착용 절차 : 손 위생, 가운, 마스크, 장갑 순서

1) 가운 착용

가) 가운의 앞면 상반신 쪽을 무균 부분으로 간주하고 접촉하지 않도록 한다.

나) 목, 무릎, 팔, 손목, 등 뒤를 모두 감싸도록 한다.

다) 끈으로 목과 허리 뒤쪽을 고정

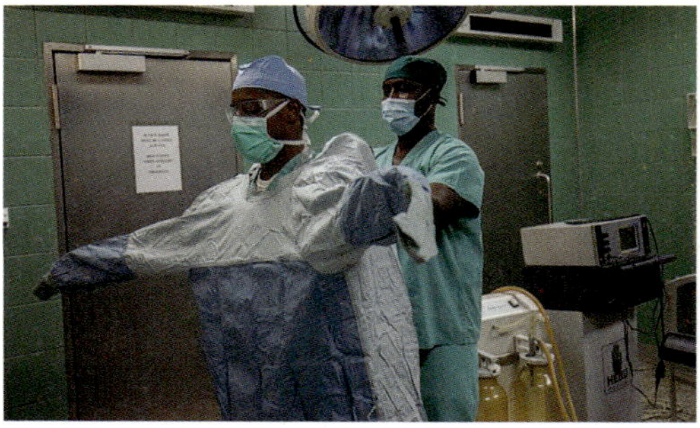

출처 : https://commons.wikimedia.org/wiki/File:American,_Ghanaian_medical_professionals_partner_to_treat_patients,_hone_skills_170208-A-IO170-060.jpg

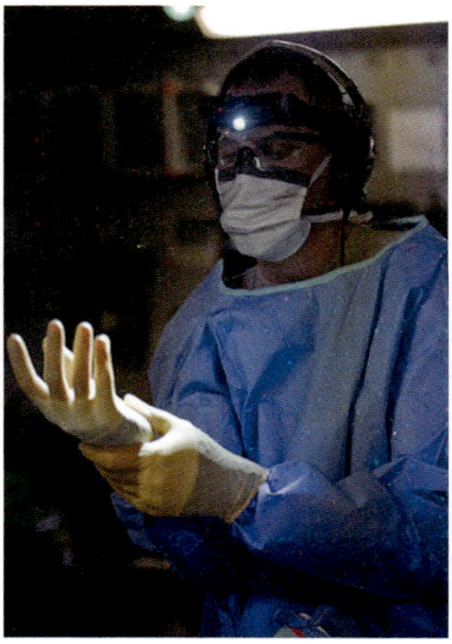

출처 : https://commons.wikimedia.org/wiki/File:U.S._Air_Force_Lt._Col._Gerald_Fortuna,_a_trauma_surgeon_with_the_86th_Medical_Group,_dons_sterile_gloves_in_preparation_for_a_simulated_in-flight_surgery_aboard_a_C-17_Globemaster_III_aircraft_during_the_Joint_140117-F-RW714-597.jpg

그림 23-2. **무균 가운과 장갑 착용**

2) 마스크 착용

가) 마스크의 끈을 머리와 목 중간에 고정한다.

나) 양손을 이용해 코 부분을 눌러 조정한다.

다) 입과 코를 충분히 가리도록 착용한다.

라) N95 마스크의 경우 양손을 마스크 위에 대고 '후'불어서 공기 새는지 확인한다.

3) 장갑 착용

가) 멸균된 부분에 접촉하지 않도록 한다.

나) 멸균 가운 손목 위에 장갑이 덮이도록 착용한다.

다) 멸균 장갑을 착용한 손은 허리 위쪽에 두어 시야에 두도록 한다.

다. 탈의 철차 : 장갑, 가운, 손 위생, 마스크 순서

1) 장갑 탈의

가) 장갑 바깥쪽을 오염된 부분으로 간주하고 접촉하지 않도록 조심하여 벗는다.

나) 장갑 손목의 바깥쪽을 잡은 후 장갑의 안쪽이 바깥쪽으로 향하도록 말아 벗는다.

다) 장갑을 벗은 손가락을 다른 쪽 장갑의 안쪽에 넣어 안쪽이 바깥쪽으로 나오도록 벗는다.

2) 가운 탈의

가) 앞면과 소매를 오염된 부분으로 간주하고 접촉하지 않도록 조심하여 벗는다.

나) 묶여 있는 끈을 푼다.

다) 가운의 안쪽 면만 만져 목과 어깨부분의 가운이 몸에서 떨어지게 한다.

라) 가운의 안쪽 면이 바깥쪽으로 나오게 한 후 말거나 접어서 버린다.

3) 손 씻기

4) 마스크 탈의

가) 마스크 앞면은 오염되어 있으므로 만지지 않는다.

나) 끈과 밴드를 이용해 제거하고 의료용 폐기물 통에 바로 버린다.

3. 평가항목

번호	평가내용	점수		
1	착용 전 부속물 제거가 잘 시행되었나?	0	1	2
2	착용 전 손 씻기이 잘 시행되었나?	0	1	2
3	착용 전 준비가 잘 시행되었나?	0	1	2
4	가운 착용이 잘 시행되었나?	0	1	2
5	마스크 착용이 잘 시행되었나?	0	1	2
6	장갑 착용이 잘 시행되었나?	0	1	2
7	장갑 탈의가 잘 시행되었나?	0	1	2
8	가운 탈의가 잘 시행되었나?	0	1	2
9	탈의 후 손 씻기가 잘 시행되었나?	0	1	2
10	마스크 탈의가 잘 시행되었나?	0	1	2
11	착탈 과정 내내 외과적 무균술이 잘 시행되었나?	0	1	2
총점 (22)				

4. 참고문헌

1) 경희대학교한방병원. 한방병원 2주기 의료기관인증교육집. 2017.

2) NEO 핸드북 편집위원회. NEO 인턴핸드북. 2판. 경기:군자출판사. 2016.

3) 김영권, 김태운, 강태숙, 권필승, 김선희, 김수정 외. 병원감염관리학. 4판. 서울:고려의학. 2017.

4) 대한감염관리간호사회. 감염관리학. 2판. 서울:현문사. 2012.

24

추나(단순후하방 장골교정법)

추나(단순후하방 장골교정법)

학습목표	추나요법 수기 중 단순 후하방 장골 교정을 정확하게 시행할 수 있다.
적응증	① 다리길이 불일치에 따른 만성요통 ② 골반의 회전 변위에 의한 체형 불균형 ③ 족지검사상 단순 후하방 장골로 진단된 경우 등
준비사항	-진료실 : 추나 테이블 -환자 : ① 인지장애 없을 것 ② 사전 훈련 필요(하지 길이가 짧은 쪽의 하지를 사전에 지정) ③ 추나 베드에 엎드린 자세 -의사 : 가운, 필기구

1. 안내문

가. 실습실 안내문

좌측 장골의 단순후하방 변위를 가진 사람에게 복와위 단순후하방 장골교정법을 시행하시오.

2. 절차

가. 치료 전

1) 추나 베드의 위생 상태를 점검한다.

2) 추나 베드의 안면부 위생 종이를 새 것으로 교체한다.

3) 손 씻기

4) 인사, 소개, 환자정보 확인 : "안녕하세요 학생의사 ○○○입니다. ○○

세 ○○○님이시죠?" (환자에게 인사를 하고, 자신의 소속과 신분, 이름을 밝힌 후, 환자의 이름과 나이 혹은 생년월일을 확인하고 환자에게 장골교정을 하겠다고 말하고 동의를 구한다.)

5) 환자에게 추나 베드에 엎드리도록 지시한다.
6) 의사는 단순 후하방 장골의 대측면에 선다.
7) 추나 베드의 드롭이 중립위에 있는지 확인하여 수평을 이루도록 조작한다.

나. 치료 중

1) 환자에게 먼저 단순 후하방장골 교정을 시행하겠다고 말한다.
2) 환자를 추나 베드에 엎드리도록 하여, 환자의 턱이 베드 상단에 밀착되도록 하고 환자의 어깨가 침대에 닿지 않도록 하며, 고개를 돌리지 않도록 한다.
3) 추나 베드가 자동인 경우 유압 페달을 조작하여 낙차(드롭)가 생기도록 하고, 수동인 경우 레버를 조작하여 낙차(드롭)가 생기도록 한다.
4) 의사는 환자의 대측면에 서서 주동수의 장근부로 단순 후하방 변위된 장골의 후상장골극(PSIS)에 접촉한 뒤 연조직 견인을 한다.
   - 주동수는 환자의 두방에 위치한 손이다.
5) 보조수의 식지중지절 간부로 대측면 장골의 좌골결절에 접촉한다.
   - 보조수는 환자의 족방에 위치한 손이다.
6) 의사는 주동수를 후방에서 전방으로 약간은 족방에서 두방으로 저항가동점까지 이동 후 추나베드의 낙차(드롭)를 이용하여 순간 교정한다.
   - 주동수에 70%의 힘을 주고 보조수에 30%의 힘을 준다.

다. 치료 후

1) 환자의 단순 후하방장골 교정이 끝났음을 알리고 결과를 설명한다.
2) 손 씻기

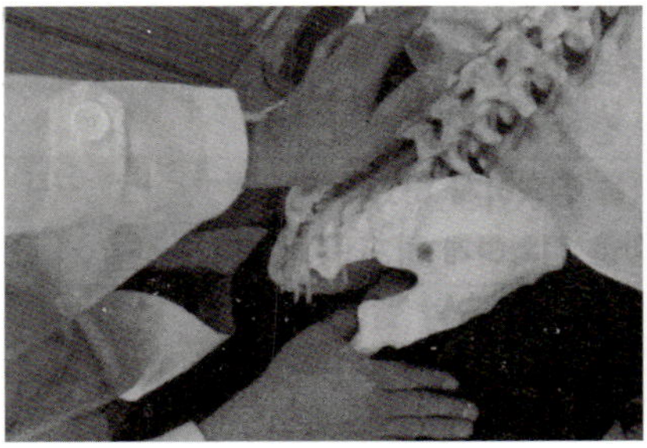

그림 24-1. 주동수와 보조수 접촉점

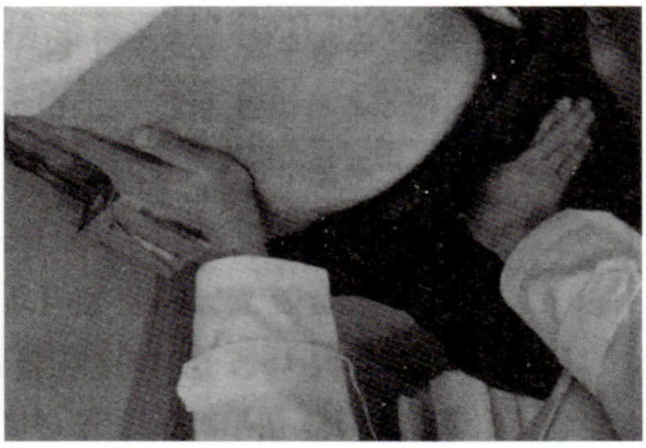

그림 24-2. 주동수와 보조수 접촉점

3. 평가항목

번호	평가내용	점수		
1	치료 전 추나 테이블의 위생상태를 점검하고 및 종이를 새 것으로 교체했는가?	0	1	2
2	치료 전 손씻기는 잘 시행되었나?	0	1	
3	자기소개, 환자 확인, 시술 알림은 잘 시행되었나?	0	1	2
4	의사는 환자 시술에서 정확한 위치에 섰는가?	0	1	
5	양 손을 주동수와 보조수로 바르게 설정하였는가?	0	1	
6	주동수와 보조수의 접촉점을 정확하게 하였는가?	0	1	2
7	주동수의 힘이 가해지는 방향을 정확하게 하였는가?	0	1	
8	의사는 시술 종료를 알리고 결과에 대해 요약 설명하였는가?	0	1	2
9	치료 후 손씻기는 잘 시행되었나?	0	1	
총점 (13)				

4. 참고문헌

1) 한방재활의학과학회 교수협의회, 한방재활의학과 전문의 진료편람, 한방재활의학과학회, 2017:410-3

25

관장요법(약물관장 기타)

관장요법 (Enema)

학습목표	- 관장요법이 필요한 환자에게 준비물 확인, 관장액 삽입, 직장관 제거 등의 방법을 익혀 관장요법을 시행할 수 있다. - 환자에게 검사의 목적 및 방법을 설명할 수 있다. - 관장제제 및 관장요법의 종류와 금기증을 알 수 있다.
적응증	- 변비의 해소 - S상 결장 회전 이상 등에 의한 장폐쇄증을 치료 - 바륨(Barium)을 이용한 검사 : 대장게실, 직장류, 선천성 거대결장(Hirschsprung Ds.), 항문기형 등의 진단 - 장중첩증의 진단과 치료 - 염증성 장질환의 치료 : 약물 주입 - 내시경 검사의 전처치 - 각종 대장항문수술의 전처치 - 간성혼수의 치료 : 락툴로스 관장 - 한약재를 이용한 보류관장(retention enema)
준비사항	- 진료실 : 관장모형, 장갑, 26~30Fr 직장관(rectal tube), 윤활제, 1회용 방수포, 글리세린(Glycerin) 관장액, 관장용주사기(50 ㎖), 거즈 - 환자 : - - 의사 : 가운
절차요약	- 검사 전 : 손 씻기, 인사 · 소개 · 환자 확인, 검사설명, 방수포 및 자세 준비 - 검사 중 : 관장액 준비, 직장관 삽입, 관장액 주입, 직장관 제거, 거즈로 항문막기 - 검사 후 : 직장관 처리, 손 씻기

1. 안내문

가. 실습실 안내문

관장요법이 필요한 사람에게 적절한 자세를 취하게 하여, 준비된 관장액, 주사기, 직장관을 사용하여 관장을 시행하시오.

2. 절차

가. 검사 전

1) 손 씻기
2) 자기소개 및 환자 확인 : "안녕하세요. 학생의사 ○○○입니다. 이름과 나이가 어떻게 되시죠?"(환자가 불편한 마음이 들지 않도록 따뜻하고 친절한 태도로 환자에게 관장요법을 하겠다고 말하고 동의를 구한다.)
3) 검사설명 : "변비가 있으시지요." 혹은 "○○○가 불편하시죠?" 등으로 환자의 불편한 상태를 체크한 후, 환자에게 관장요법의 시행 목적과 방법을 설명한다.
4) 환자 엉덩이 아래 1회용 방수포를 깔아 놓는다.
5) 자세준비 : 환자를 왼쪽 옆(left lateral decubitus)으로 눕게 한 후 무릎을 가슴 가까이 붙이게 한다.

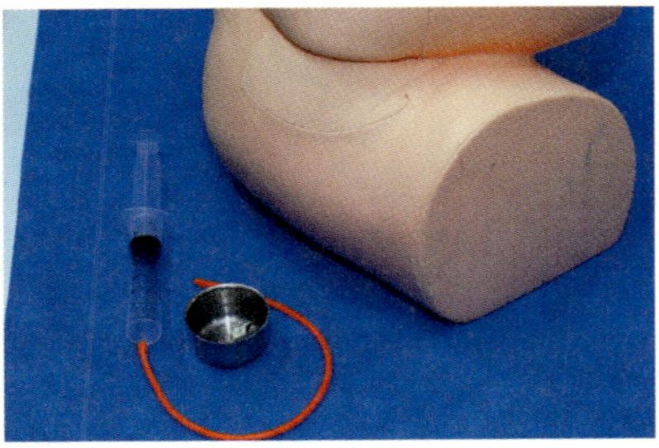

그림 25-1. **관장요법 전 준비물**

나. 검사 중

1) 의사는 장갑을 낀다.
2) 글리세린을 50 ml 정도 주사기로 뽑는다.
3) 주사기 끝에 직장관을 끼워 연결한다.
4) 직장관 끝에 윤활제를 충분히 바른 후 부드럽게 직장관을 항문에서 직장으로 삽입한다. 약 15 cm정도 삽입한다.

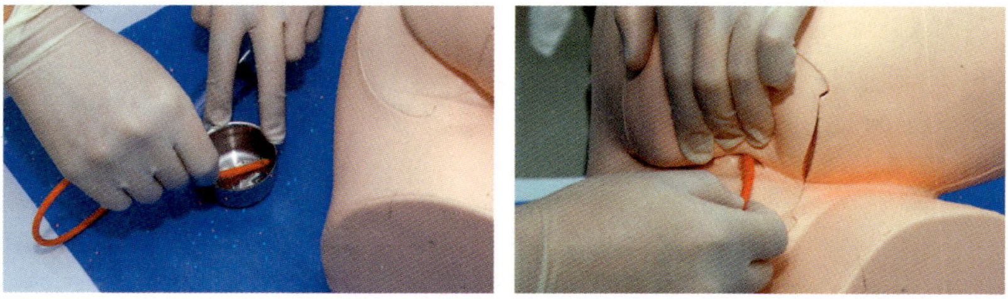

그림 25-2. **직장관 삽입**

5) 삽입된 상태에서 준비된 관장액을 주입한 후 직장관을 천천히 제거한다.

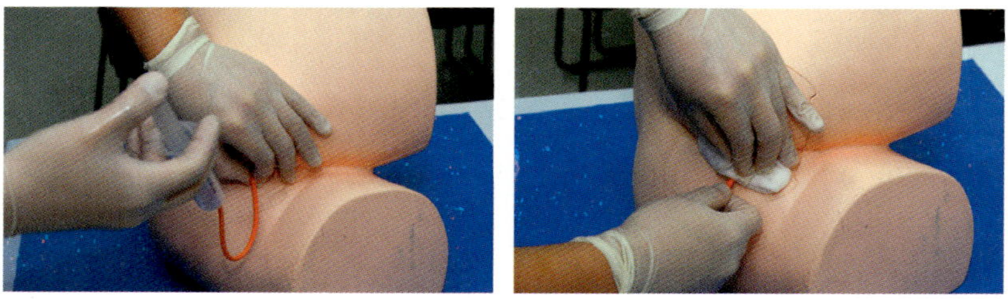

그림 25-3. **직장관 제거**

6) 직장관 제거 직후 거즈로 항문을 막은 후 10~15분 후 배변하라고 이야기한다.

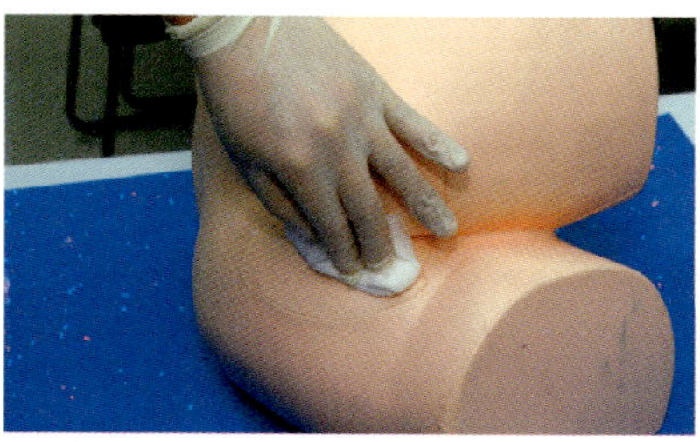

그림 25-4. **거즈로 항문 막기**

다. 검사 후

1) 주변을 정리하고 직장관을 수거함에 버린다.

2) 손을 씻는다.

3. 평가항목

번호	평가내용	점수		
1	의사는 관장요법 시행전 준비 사항을 잘 이행하였는가?	0	1	2
2	환자에게 관장요법을 시행할 항문부위를 제외한 다른 부위를 잘 가려주었는가?	0	2	
3	방수포를 항문부위에 잘 깔아주었는가?	0	1	
4	환자에게 관장요법의 목적과 방법을 잘 설명해주었는가?	0	1	
5	직장관 끝에 윤활제를 충분히 바르고, 부드럽게 항문으로 삽입하였는가?	0	1	2
6	직장관을 15 cm 정도 충분히 삽입을 하였는가?	0	1	
7	삽입된 직장관을 관장액 주입이 끝난 후 천천히 제거하였는가?	0	1	
8	직장관 제거후 바로 거즈로 항문을 막고 10~15분 정도 유지하여 관장액이 흘러나오지 않게 하였는가?	0	1	2
9	직장관을 항문에서 뺀 후 주사기에서 분리하여 처리함에 잘 버렸는가?	0	1	2
10	의사는 관장요법을 시행하는 동안 환자를 충분히 배려하였는가?	0	1	2
총점 (16)				

4. 참고자료

관장요법 금기증

다음과 같은 상황 시 관장을 시행해서는 안 된다. 만약 이런 상황에서 관장을 시행할 경우 장천공이 되거나 장마비로 관장액이 배출되지 않는 일이 생길 수 있다.

- 범복막염(generalized peritonitis)
- 장폐쇄증(obstructive ileus)
- 장마비증(paralytic ileus)
- 복부외상
- 대장(직장) 수술 직후
- 대장(직장)의 허혈로 천공의 위험이 있을 경우

관장제제의 종류

- 흡수장애 제제 : Colonyte (polyethylene glycol : PEG), 섬유제제 (fiber substrated; metamucil, ispaghula, psyllium), 만니톨(mannitol), 비눗물 관장(soap-saline[SS] enema), 포비돈 관장(povidone iodine + saline)
- 연화제 : 마그네슘제제(magnesium sulfate, magnesium phosphate), 피마자유(castor oil), 글리세린(glycerin)
- 점막자극제 : 피마자유(castor oil), bisacodyl(Dulcolax®), 센나제제(senna)
- 치료제제 : 락툴로오스(lactulose), 스테로이드, 5-ASA, 항생제(vancomycin 등)

임상에서 자주 쓰이는 관장요법

- 비눗물 관장(SS enema) : 1회 500 ml를 관장액으로 사용
- 글리세린 관장(Glycerin) : 1회 소아 1 ml/kg, 성인 50 ml
- 폴리에틸렌 글리콜(Colonyte) : 용기 속의 분말을 물에 4 ℓ 부어 녹인 후 10분 마다 1컵(200 ml)씩 마신다.
- 피마자유(Castor oil) : 15~30 ml를 물에 타서 마신다.
- 락툴로오스(Lactulose) : 간성혼수 치료를 위해 30~50 ml씩 하루 3회 마시거나, 300 ml를 물 1 ℓ에 섞어 하루 3~4회 관장한다.

5. 참고문헌

1) 최준영. 임상술기 지침(OSCE). 서울:고려의학. 2011:107-10.

26

단순처치

드레싱(창상/화상)

학습목표
- 오염 없이 무균상태로 창상을 드레싱할 수 있다.
- 세척용액의 종류와 특징을 알 수 있다.

적응증
- 찢긴 상처
- 까진 상처
- 화상, 욕창, 기타 만성적인 상처
- 감염 상처

준비사항
- 진료실 : 소독 장갑, 드레싱 카, 긴 집게(long forceps)와 집게꽂이, 드레싱 쟁반(tray)과 종지, 4×4 거즈 통, 바셀린 거즈 통, 베타딘 솜 통, 드레싱 집게(smooth forceps), 소독 가위, 세척용 주사, 18 G 주사바늘(angiocath), 20 cc 주사기, 0.9% 생리식염수 1 ℓ와 생리식염수 종지, 가위, 반창고, 면도기 혹은 제모 클립, 실바딘, 설압자통
- 환자 : 의자에 앉아 있는 자세
- 의사 : 가운

절차요약
- 시술 전 환자, 의사 준비 : 손 씻기, 인사 · 소개 · 환자 확인, 알레르기 확인, 상처 세척, 털 제거
- 시술 전 세트 준비 : 드레싱 세트 무균적으로 펼침, 솜 · 거즈 · 주사기 · 생리식염수의 무균적 조작
- 창상 드레싱 : 무균적 장갑 낌, 무균적으로 솜을 이용하여 창상 소독, 상처주변 지혈 및 이물질 제거, 바세린 거즈로 폐쇄 드레싱, 거즈고정
- 화상 드레싱 : 무균적 장갑 낌, 화상의 위치 및 넓이 파악, 감각 및 통증 정도 파악, 괴사 · 가피 · 이물질 제거, 설압자로 실바딘 화상부위 도포, 폐쇄 드레싱, 거즈고정
- 시술 후 : 시술 종료를 알리고, 감사표현, 향후 계획 및 관리 설명, 손 씻기

1. 안내문

가. 실습실 안내문

창상 혹은 화상을 입은 환자에게 상처부위 혹은 화상부위를 확인한 후, 적절한 드레싱 세트를 확인한 후에 절차에 맞추어 드레싱 하시오.

2. 절차

가. 시술 전 환자, 의사 준비

1) 자기소개 및 환자 확인 : "안녕하세요. 학생의사 ○○○입니다. 이름과 나이가 어떻게 되시죠?"
   환자에게 상처 소독을 하겠다고 말하고 동의를 구한다. 환자에게 손상의 경위와 기전을 확인하고 상처 감염 위험인자를 가지고 있는지를 물어본다.(당뇨병, 스테로이드 복용 등)
2) 환자에게 소독약이나 반창고 알레르기가 있는지 확인한다.
3) 환자에게 찢긴 상처 부위를 수돗물로 깨끗이 씻도록 한다. (오염이 심하지 않은 상처는 수돗물로만 씻어도 충분하다.)
4) 환자를 편안한 위치에 누이거나 앉히고 찢긴 상처 부위를 노출한다.
5) 찢긴 상처 주위의 털을 제거한다.(미용과 관련된 부위의 경우 미리 환자에게 말하고 동의를 구하여야 한다.)
6) 의사는 가운 단추를 잠그고 소매 끝, 머리카락, 넥타이 등이 시술을 방해하지 않도록 해야 한다.(마스크, 보호안경 등 개인보호장구를 착용할 수 있다.)
7) 손 씻기 : 의사는 손을 비누로 깨끗이 씻는다.

나. 시술 전 세트 준비

1) 드레싱 세트를 무균적으로 펼친다.(드레싱 세트나 소독통 등은 시술이 끝날 때까지 오염되지 않아야 한다. 드레싱 세트는 드레싱 직전에 열어서 사용한다)
2) 소독된 통에서 베타딘 솜을 꺼내어 드레싱 세트에 놓는다.
3) 20 cc 주사기, 18 G 주사바늘을 무균적으로 드레싱 세트에 올려놓는다.
4) 일반 거즈와 바세린 거즈를 무균적으로 드레싱 세트에 올려놓는다.
5) 생리식염수용 종기에 0.9% 생리식염수를 무균적으로 따른다.

다. 창상 드레싱

1) 소독 장갑을 오염되지 않도록 주의하면서 낀다.
2) 드레싱 집게의 한 면에 엄지를, 반대 면에 검지와 중지, 식지를 대어 연필 쥐는 모양으로 잡은 후 베타딘 솜을 집는다.(베타딘 솜을 잡을 때 드레싱 집게의 끝을 가장 낮게 유지하며 베타딘 솜 하나로 한 번씩 닦고 버린다).
3) 소독하겠으니, 차가울 수 있다고 환자에게 말한다. 베타딘 솜으로 상처에서부터 주변으로 원을 그리는 형태로 소독한다.(그림 26-1)
(주변을 소독한 솜이 안쪽으로 다시 들어오지 않도록 한다. 심한 오염이나 감염이 없는 한, 찢긴 상처 안쪽에는 베타딘을 바르지 않는다. 한 환자의 여러 부위를 드레싱하게 되는 경우에는 청결한 창상을 먼저 드레싱한다.)

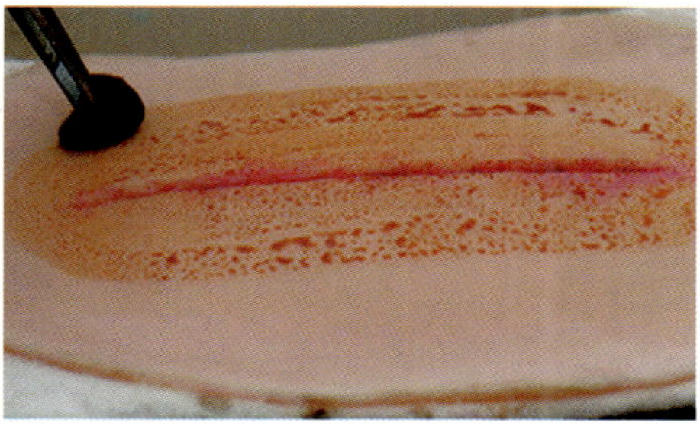

그림 26-1. **창상 드레싱**

4) 바르고 난 베타딘 솜은 사용하지 않은 무균처치 재료와는 구분되게 따로 모아두거나, 바로 의료폐기물통에 버린다.
5) 상처를 관찰하여, 혈종, 출혈, 이물, 죽은 조직이 없는지 관찰하고 상처를 거즈로 눌러 지혈시키고 이물과 혈종을 집게로 제거한다.
6) 신경, 건, 혈관 등에 동반손상이 없는지 확인한다.

7) 20 cc 주사기에 0.9% 생리식염수를 흡인하여 18 G 주사바늘에 꽂아 분사하면서 상처를 세척한다.(그림 26-2)

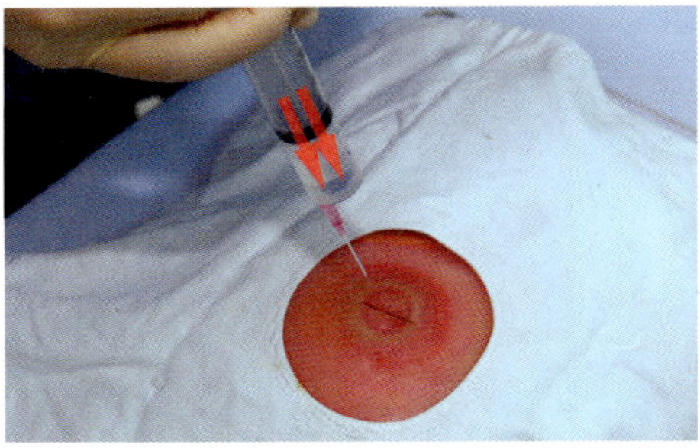

그림 26-2. **상처 세척**

8) 충분히 세척한 후 거즈로 물기를 닦아낸다.
9) 베타딘 솜을 상처에 바른다. (상처 안쪽을 소독하지 않으며, 주변을 소독한 솜이 안쪽으로 다시 들어오지 않도록 한다. 베타딘 솜을 상처에 바른 후 30초 이상 둔 후 멸균된 마른 거즈로 닦아주거나 공기 중에서 건조시킨 후에 드레싱을 한다)
10) 바세린 거즈를 크기에 맞게 자른 후 상처에 올려놓는다.
11) 그 위에 충분한 양의 거즈를 올려 반창고로 폐쇄 드레싱(occlusive dressing)을 한다.(그림 26-3) (농양의 양에 비례해서 거즈를 대어주고, 보통 5~10장 정도를 대어줌. 드레싱 고정은 길게 2개를 붙이거나 4개를 체크 형태로 붙여서 거즈가 움직이지 않도록 고정한다.)

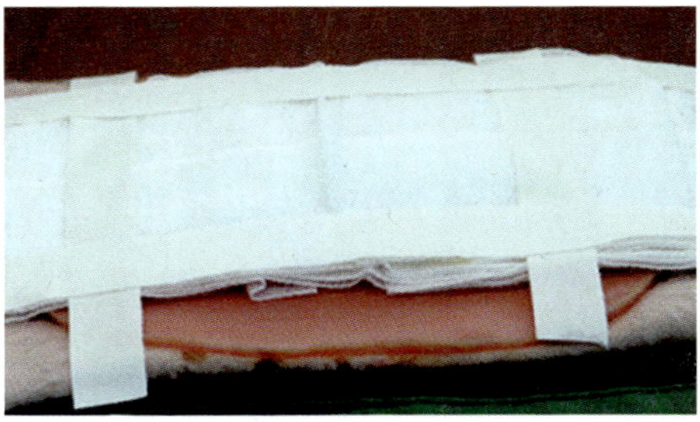

그림 26-3. **폐쇄 드레싱**

12) 팔이나 다리인 경우, 압박붕대로 감아주고 흘러내리지 않도록 고정해 준다.

라. 화상드레싱

1) 소독 장갑을 오염되지 않도록 주의하면서 낀다. (드레싱 세트나 소독통 등은 시술이 끝날 때까지 오염되지 않아야 한다.)
2) 드레싱 집게의 한 면에 엄지를, 반대 면에 검지와 중지, 식지(집게손가락)를 대어 젓가락 잡는 모양으로 잡은 후 거즈에 0.9% 생리식염수를 적셔 화상 부위를 닦아낸다.(그림 26-4)
   (닦아낸 거즈는 사용하지 않은 무균 처치 재료와는 구분되게 따로 모아 두거나, 바로 의료폐기물통에 버린다.)

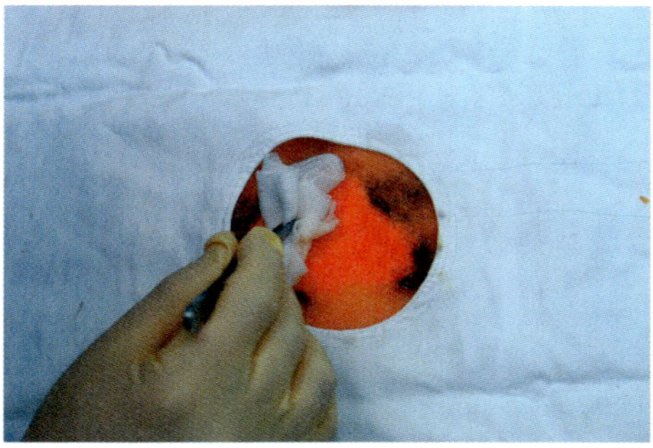

그림 26-4. **화상부위 닦기**

3) 환자의 화상 부위 위치와 넓이 정도를 파악한다.
4) 화상 부위의 감각, 통증 여부를 질문하면서 화상 부위를 집게로 살짝 압박하여 감각, 통증 여부를 파악한다.(처치가 끝날 때까지 무균적으로 유지하여야 한다.)
5) 괴사 조직이나 가피, 이물질 등이 남아있으면 드레싱 집게 등으로 제거한다.(그림 26-5)
   (통증을 유발하는 제거일 경우 국소마취를 시행하고 한다.)

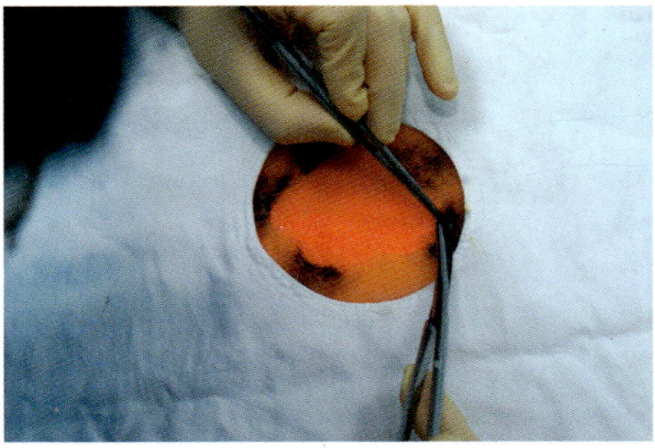

그림 26-5. 괴사조직, 가피, 이물질 제거

6) 첫 방문의 경우 물집이 손상되지 않았으면 그대로 두지만, 손상되었거나 감염된 경우 발견한 즉시 제거해 준다.
7) 충분히 세척한 후 거즈로 물기를 닦아 낸다.(가볍게 두드리면서 닦는다.)
8) 소독약을 바르므로, 조금 아프다고 환자에게 말한다.(소독제는 과산화수소를 사용하는 것이 가장 좋다. 화상 상처에 직접적으로 소독제가 닿지 않도록 한다. 소독제를 도포할 때는 화상상처를 제외한 상처의 가장자리부터 동심원을 그리면서 바깥쪽으로 넓게 소독하도록 한다. 화상부위에 직접 소독제가 닿을 경우 통증을 유발하게 되며 피부 보호막이 벗겨진 화상상처에 소독제가 직접 도포되면 세포를 파괴하여 화상상처에 좋지 않은 영향을 줄 수 있기 때문임.)
9) 설압자로 실바딘 통에서 실바딘을 적당량 덜어낸 후 화상 부위에 충분히 도포한다.(실바딘을 바르지 않은 화상 상처 부위가 보이지 않도록 한다. 얼굴이나 목에는 실바딘 대신 주로 연고를 사용한다.)
10) 실바딘 도포를 반복시행하며 빈틈이 없도록 한다.(그림 26-6)
(이때 한번 사용하였던 설압자를 실바딘 통에 다시 넣지 않으며, 화상부위에 베타딘 등의 소독제를 바르지 않도록 주의한다).

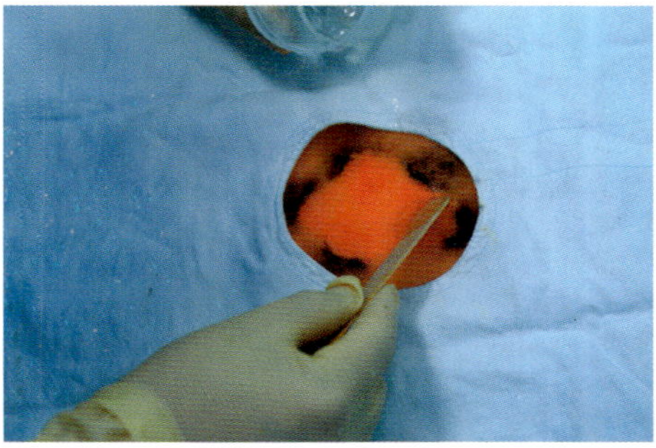

그림 26-6. 실바딘 도포

11) 상처 모두를 가릴 수 있는 크기로 충분한 양의 거즈를 올린 다음 반창고로 고정한다.
12) 폐쇄 드레싱(occlusive dressing)을 한다.(그림 26-3) (얼굴이나 목 화상이나 작은 화상의 경우 연고를 바르며 개방해둘 수 있지만, 어린이나 감염을 예방해야 하는 경우나, 큰 화상의 경우는 실바딘을 바르고 폐쇄형으로 하는 것이 좋다.)
13) 팔이나 다리인 경우, 압박붕대로 감아주고 흘러내리지 않도록 고정해 준다.

마. 시술 후

1) 환자에게 시술이 끝났음을 알리고 협조해 준 것에 대한 감사를 표현한다.
2) 환자에게 앞으로의 치료 계획에 대해 설명한다.(드레싱 교환, 치료기간 등)
3) 손 씻기

3. 평가항목

1) 창상드레싱

번호	평가내용	점수		
1	의사는 진찰 전 준비사항을 잘 시행하였는가?	0	1	2
2	드레싱 세트는 직전에 열어서 사용하였고 과정 동안 오염시키지 않았는가?	0	1	2
3	소독솜 하나로 한 번씩 닦고 버렸는가?	0	1	
4	상처를 관찰하여 지혈 및 이물과 혈종을 제거하였는가?	0	1	
5	소독제는 30초 이상 둔 후 멸균된 마른 거즈로 닦아주거나 공기 중에서 건조시킨 후에 드레싱을 하였는가?	0	1	
6	중심에서부터 나선형으로 바깥을 향해 닦았는가?	0	1	2
7	사용한 베타딘 솜을 분리배출 하였는가?	0	1	
8	거즈와 반창고를 움직이지 않게 잘 고정하여 폐쇄드레싱을 시행하였는가?	0	1	
9	의사는 진찰을 하는 동안 환자를 배려하였는가?	0	1	2
총점 (13)				

2) 화상드레싱

번호	평가내용	점수		
1	의사는 시술 전 준비 사항을 잘 시행하였는가?	0	1	2
2	무균상태를 유지하면서 소독장갑을 적절히 잘 착용하였는가?	0	1	2
3	드레싱 집게를 젓가락 잡는 모양으로 잡아 생리식염수를 적신 거즈로 닦아냈는가?	0	1	2
4	닦아낸 거즈는 적절하게 처리하였는가?	0	1	
5	화상부위의 감각, 통증여부를 환자에게 질문하고 집게로 압박하여 파악하였는가?	0	1	2
6	괴사조직이나 가피, 이물질을 드레싱 집게로 제거하였는가?	0	1	2
7	화상 부위의 소독을 적절히 시행하였는가?	0	1	2
8	화상연고(silvadene ointment)를 화상 전면에 충분히 두껍게 도포하였는가?	0	1	2
9	거즈로 상처를 충분히 가리고 반창고로 고정하였는가?	0	1	
10	전체 드레싱 과정이 무균상태로 시행되었는가?	0	1	
11	의사는 시술을 하는 동안 환자를 배려하였는가?	0	1	2
총점 (19)				

4. 참고자료

세척용액의 종류 및 특징

세척용액	항생작용	독성	용도	비고
생리식염수	없음	없음	상처세척	초기 상처 세척에 일반적으로 사용
Povidone-iodine 용액 (베타딘 7.5%)	그람양성 및 음성균에 대한 강력한 살균	상처에 독성, 개방창에 통증	수술 시 손 세척	
Povidone-iodine 용액 (베타딘 10%)	그람양성 및 음성균에 대한 강력한 살균	세정제에 의한 상처에 독성, 개방창에 통증	상처 주변 세척	iodine 알레르기 가능. 가장 효과적이고 안전한 살균용액. 상처 세척 시에는 10:1(생리식염수 : 베타딘)로 희석하여 사용
클로르헥시딘 (Chlorhexidine gluconate)	그람양성균에 대한 강력한 살균, 그람음성균에는 약함	눈과 내이에는 독성	손세척 및 상처 주변 세척	일반적으로 개방창에는 사용을 피함. 눈과 귀에는 사용 금기
과산화수소 (Hydrogen peroxide)	살균작용 약함	조직과 적혈구 독성	보조적 상처 주변 세척	물과 산소로 분해되어 폼을 형성하여 상처의 괴사조직이나 응고된 혈액을 제거하는데 유용

5. 참고문헌

1) Brunicardi FC, Andersen DK, Billiar TR, Dunn DL, Hunter JG, Pollock RE. Schwartz. s Principles of Surgery. 8th ed. New York, McGraw-Hill; 2004:243-4

2) Townsend Jr. CM. The Textbook of Surgery. 18th ed. Philadelphia : Saunders Elsevier,. 2008:211-3, 331-4.

3) 중앙대학교 의과대학 임상수기센터. 의료인을 위한 객관구조화진료시험. 서울:비즈프레스, 258-64.

4) 최준영. 한국의사 국가고시 실기시험 Vol2. 서울:고려의학. 2009: 121-3.

5) 한양대학교 의과대학 임상술기위원회. Clinical Skill Manual. 서울:군자출판사. 2008:361-71.

27 염증성 처치

절개 배농술

학습목표	– 농양에서 적절한 위치에 절개를 시행하여 충분히 배농할 수 있다. – 배농한 농양 부위에 거즈를 넣어 오염되지 않도록 드레싱할 수 있다.
적응증	– 저절로, 또는 보존적인 치료에 의해 치유되지 않는 농양 – 크고, 심한 농양 – 배양이나 감수성 검사를 위한 채취
준비사항	– 진료실 : 농양 절개 배농 모형, 소독 장갑, 드레싱 카, 긴 집게(long forceps)와 집게 꽂이, 드레싱 쟁반(tray)과 종지, 4×4 거즈 통, 베타딘 솜 통, 국소마취세트(21 G 주사바늘이 달린 10 cc 주사기, 25 G 주사바늘, 1~2% 리도케인), 이집게(tooth forceps)와 곡선 작은 지혈집게(curved mosquito), 0.9% 생리식염수 1 ℓ와 생리식염수용 종지, 11번 수술용 칼과 손잡이(surgical blade & handle), 면봉 2개와 수송 배지, 작은 구멍포, 의료용 폐기물통, 휴지통, 가위, 반창고 – 환자 : – – 의사 : 가운
절차요약	– 시술 전 환자와 의사의 준비 : 인사 · 소개 · 환자확인, 기저질환 확인, 증상 및 활력징후 체크, 적응증 판단, 농양 절개 배농법 설명 및 동의 구함. 준비물 체크, 농양부위 노출, 환자 자세 고정, 손 씻기 – 시술 전 세트 준비 : 드레싱 세트 무균적으로 펼침, 솜 · 칼 · 집게 · 국소마취재료 등 준비 – 농양 부위와 국소마취제, 수술용 칼 준비 : 무균적 장갑 끼기, 베타딘 솜으로 농양부위 소독, 구멍포 덮기, 국소마취제 준비, 수술용 칼 준비 – 국소마취와 농양 절개 : 국소마취제 농양주변 주입, 마취여부 확인, 농양부위 절개, 면봉으로 균배양 검사, 피부를 눌러 농양 배농, 괴사조직 제거, 농양내부 생리식염수 세척, 베타딘거즈로 농양제거 부위 채움, 폐쇄드레싱 – 농양 절개 배농 마무리 : 시술 종료 및 감사 표현, 마취제 합병증 여부 확인, 향후 치료계획 설명, 배양검사 기록, 의무기록 작성, 손 씻기

1. 안내문

가. 실습실 안내문 : 농양이 있어 절개 배농법이 필요한 사람에게 시술에 적절한 자세를 취하게 하고, 절개 배농에 필요한 준비물을 체크하여 절개배농법을 시행하시오.

2. 절차

가. 시술 전 환자와 의사의 준비

1) 자기소개 및 환자 확인 : “안녕하세요. 학생의사 ○○○입니다. 이름과 나이가 어떻게 되시죠?”
   환자에게 농양이 얼마나 오래되었는지, 치료해본 적이 있는지, 점점 커지거나 변하는지 물어본다.
2) 환자에게 또는 의무기록지에서 당뇨병이나 면역 저하 상태, 말초 혈관 질환, 알레르기, 최근 복용 약물 등을 확인한다.
3) 환자에게 발열, 오한, 근육통, 림프절 비대증이 있는지 물어본다.
4) 활력 징후에서 체온을 확인한다.
5) 림프절 비대가 있는지 신체진찰을 하여 확인한다.
6) 농양이 절개 배농하기에 적응증이 되는지 진찰하여 판단한다.
7) 환자에게 농양 절개 배농을 해야 한다고 말하고, 효과와 합병증, 배농 대신 할 수도 있는 치료방법, 절개 배농술 절차 등에 대해 설명한 후 동의를 구한다.(설명 후에는 환자의 질문을 받고, 흉터가 생길 가능성에 대해서도 논의해야 한다.)
8) 환자에게 리도케인, 소독약, 반창고 알레르기가 있는지 확인한다.
9) 환자를 편안한 위치에 누이거나 앉히고 농양 부위를 노출한다.
10) 환자에게 움직이지 말도록 당부한다.
11) 의사는 가운 단추를 잠그고 소매 끝, 머리카락, 넥타이 등이 시술을 방해하지 않도록 한다.(마스크, 보호안경 등 개인보호 장구를 착용할 수 있다.)
12) 손 씻기 : 의사는 손을 깨끗이 씻는다.
13) 의사는 서거나 앉을 수 있다. (앉을 때는 둥글고 등이 없는, 바퀴 달린 의자가 좋다.)

나. 시술 전 세트 준비

1) 드레싱 세트를 무균적으로 펼친다.(드레싱 세트나 소독통 등은 시술이 끝날 때까지 오염되지 않아야 하므로, 통의 뚜껑을 바닥에 내려놓거나, 뒤집지 않고 그대로 든 상태에서 거즈와 솜을 꺼낸 후 바로 닫는다.)
2) 소독된 통에서 베타딘 솜, 거즈를 무균적으로 꺼내어 드레싱 세트에 놓는다.
3) 면봉, 11번 수술용 칼, 손잡이, 곡선 작은 지혈집게, 이 집게, 작은 구멍포 등을 무균적으로 드레싱 쟁반에 올려놓는다.(그림 27-1)

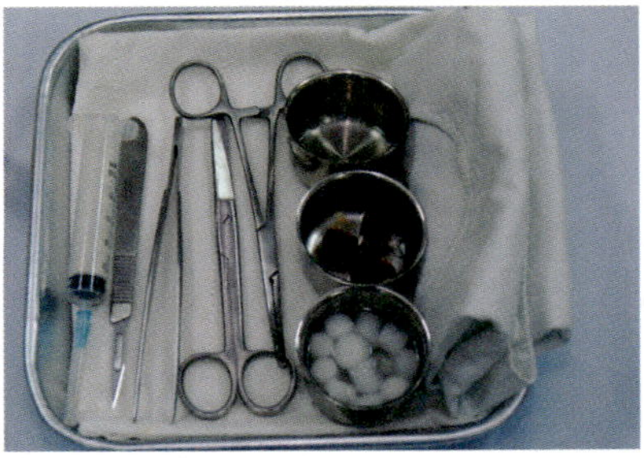

그림 27-1. **드레싱 세트**

4) 국소마취 재료를 무균적으로 드레싱 세트에 올려놓는다.

다. 농양 부위와 국소마취제, 수술용 칼 준비

1) 소독 장갑을 오염되지 않도록 주의하면서 낀다.
   (드레싱 세트나 소독 통 등은 시술이 끝날 때까지 오염되지 않아야 한다.)
2) 소독약을 바르므로, 좀 차갑다고 환자에게 말한다.
   (소독 솜을 환자에게 대기 전에 말한다.)
3) 드레싱 집게로 베타딘 솜을 잡는다.
4) 베타딘 솜으로 상처에서부터 주변으로 원을 그리는 형태로 소독한다.
   (그림 27-2)

OSCE

(구멍포의 구멍보다 더 크게 소독하며, 수술 부위 바깥쪽을 소독한 솜이 다시 수술 중앙부위를 소독하지 않도록 한다.)

5) 구멍포를 오염이 없이 펼쳐 국소마취 부위만 드러나도록 덮는다. (그림 27-3) (구멍포가 한 번 위치한 후에 그 위치를 바꾸지 않는다.)

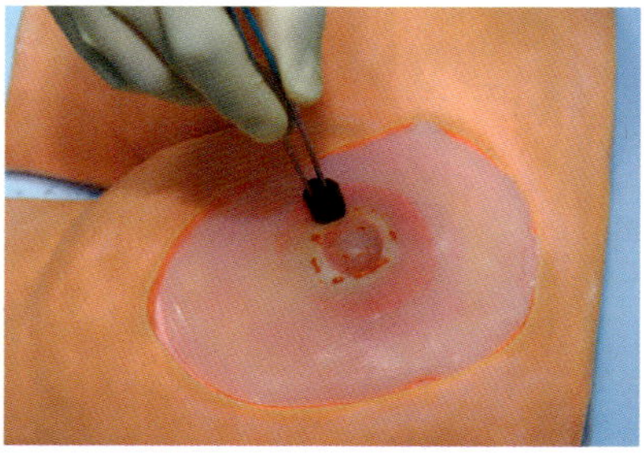

그림 27-2. **상처 소독**

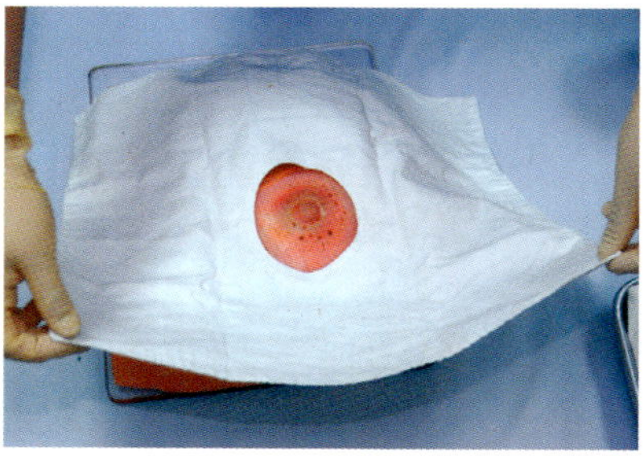

그림 27-3. **구멍포 덮기**

6) 주사기에 리도케인을 담고 주사바늘을 바꾼다.

7) 11번 수술용 칼을 손잡이에 끼운다.

라. 국소마취와 농양 절개

1) 마취를 할 것이니, 조금 따끔하다고 말한 다음, 리도케인을 농양의 주위 1 cm에 주입한다. 또는 절개할 부위를 따라 농양 위의 피부 내에 주입한다.(농양 공간 안으로 리도케인을 주입하지 않도록 주의한다.)

2) 마취가 잘 되었는지 집게로 확인한 다음 절개를 넣겠다고 말하고 느낌은 있을 수 있다고 이야기한다. 아프면 이야기하라고 환자에게 당부한다.

3) 수술용 칼을 사용하여 피부 선을 따라 농양이 있는 부위 전체에 절개를 넣는다.(너무 적게 절개를 넣지 않도록 주의한다.) (그림 27-4)

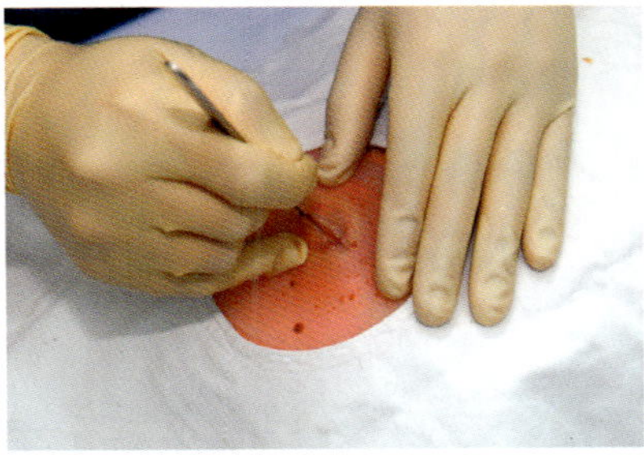

그림 27-4. **농양 절개**

4) 당뇨병이나 면역저하 환자의 경우처럼 균 배양이 필요한 경우, 농양 안에 2개의 면봉을 깊숙이 집어넣어 충분히 묻힌 후 수송배지에 오염 없이 담는다.
5) 농양 주변 피부를 눌러 농양이 모두 절개부위를 통해 빠져 나오도록 한다.
6) 농양 내에 있는 괴사조직을 제거한다.
7) 곡선 작은 지혈집게를 농양 내에 집어넣어 벌린 후 농양 내에 있는 벽을 제거하고 남아있는 농을 모두 배농한다.(그림 27-5)
(수술용 칼을 사용하여 벽을 제거하거나, 배농하지 않는다)

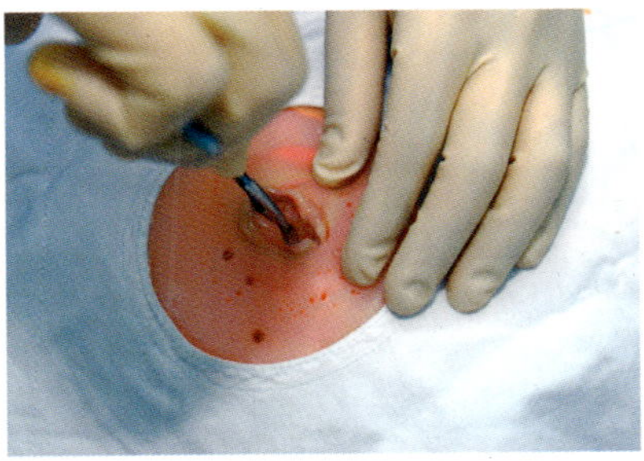

그림 27-5. **배농**

OSCE

8) 농양 내부가 너무 지저분하거나 감염이 심한 경우, 0.9% 생리식염수를 주사기에 담아 분사하여 농양 안을 세척한다.

9) 거즈에 베타딘을 적셔 농양 내를 적당히 채운다.(그림 27-6)

10) 그 위에 충반한 양의 거즈를 올려 반창고로 폐쇄 드레싱(occlusive dressing)을 한다.(그림 27-7)

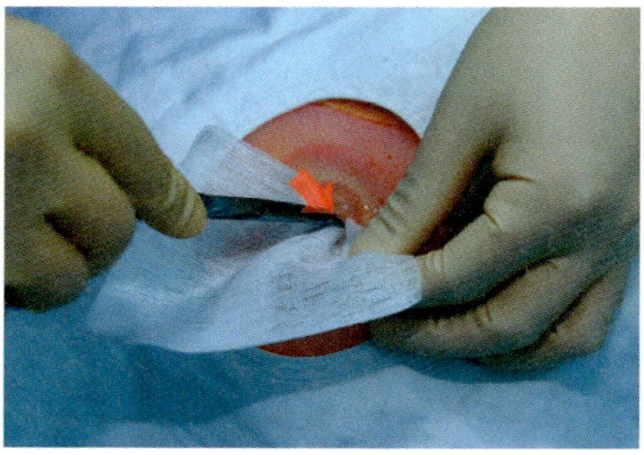

그림 27-6. **거즈 채우기**

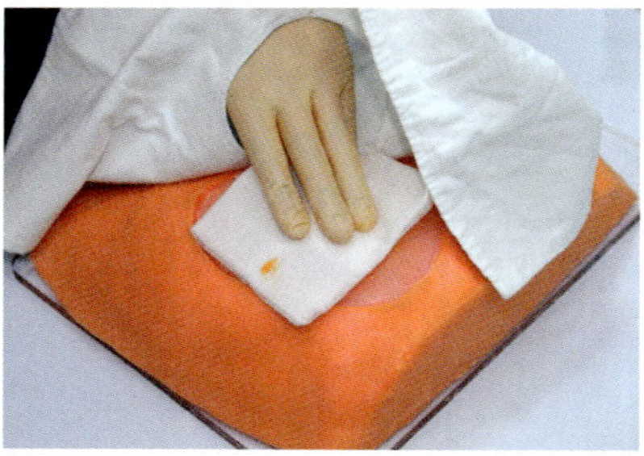

그림 27-7. **폐쇄 드레싱**

마. 농양 절개 배농 마무리

1) 환자에게 시술이 끝났음을 알리고 협조해 준 것에 대한 감사를 표현한다.

2) 환자에게 마취제에 의한 합병증이 있는지, 아프지 않은지 확인한다.

3) 환자에게 앞으로의 치료 계획에 대해 설명한다(드레싱 교환, 투약, 치료기간 등). (드레싱 표면이 젖으면 갈아야 한다고 설명하고, 날마다 치료를 받아야 하며, 열이 나거나 통증이 심해지면 바로 의사에게 알려줄 것을 당부한다. 당뇨병이나 면역저하환자, 심한 염증이나 연조직염, 세

균혈증, 패혈증이 동반된 경우, 항생제를 사용하는 것이 좋다.)

4) 수송배지에 환자의 인적사항을 기록하고, 검사를 냈음을 간호사에게 알리고, 검사 항목을 기입한다.

5) 의무기록을 작성한다.

6) 손을 씻는다.

3. 평가항목

번호	평가내용	점수		
1	의사는 시술 전 확인사항을 잘 시행하였는가?	0	1	2
2	의사는 시술 전 준비 사항을 잘 시행하였는가?	0	1	2
3	시술 전 세트 준비를 무균적인 방법으로 준비하였는가?	0	1	
4	장갑을 무균적인 방법으로 착용하였는가?	0	1	
5	베타딘 솜을 가운데에서부터 바깥쪽으로 원모양을 그리는 형태로 소독하였는가?	0	1	
6	피부에 소독한 베타딘 소독 면적은 구멍포의 구멍 면적보다 넓게 하였는가?	0	1	
7	국소마취제 주입 후 마취가 잘 되었는지 확인하였는가?	0	1	
8	절개선을 피부선에 따라 절개하였는가?	0	1	
9	칼날의 진입하는 깊이는 적절한가?	0	1	
10	절개의 길이는 농양의 크기에 적절한가?	0	1	
11	농양 주변 피부를 눌러 농양이 모두 나오도록 하였는가?	0	1	
12	농양 내의 괴사조직을 제거하였는가?	0	1	
13	폐쇄 드레싱 때 거즈는 충분한 양으로 덮고 반창고로 고정하였나?	0	1	
14	전체 시술 과정을 무균적으로 시행하였나?	0	1	
15	의사는 시술을 하는 동안 환자를 배려하였는가?	0	1	2
총점 (18)				

4. 참고자료

금기

- 충분히 농이 생기지 않은 경우
- 코와 입에 의해 형성된 삼각형 안에 위치한 농양
- 곰팡이동맥자루(mycotic aneurysm)
- 적절한 국소마취가 어려운 부위 : 직장주변, 눈주위, 깊은 연조직, 뇌혈관, 인대, 관절 등

합병증

- 연조직염(cellulitis)
- 세균혈증
- 패혈증

5. 참고문헌

1) Reichman EF, Simon RR. Emergency medicine procedures. New York:McGraw-Hill. 2004:812–20.
2) Edmunds MW, Mayhew MS. Procedures for primary care practitioners. 2nd Ed. St. Louis : Mosby. 2003:97–100.
3) 중앙대학교 의과대학 임상수기센터. 의료인을 위한 객관구조화진료시험. 서울:비즈프레스. 2009:286–96.
4) 최준영. 한국의사 국가고시 실기시험 Vol2. 서울:고려의학. 2010: 111–20.

28 총관도수법

학습목표	– 총관도수세트를 조작해 환자의 요도를 통해 총관도수법을 정확하게 시행할 수 있다.
적응증	– 배뇨장애, 방광세척이나 약물주입, 무균 소변검사물 수집, 소변 배출량 측정, 방광 팽창 완화.
준비사항	– 진료실 : 총관도수 세트(소독솜, 곡반, 총관도수관, 윤활제, 드레싱 집게, 작은 구멍포, 주사기, 생리식염수, 테이프) – 환자 : – – 의사 : 가운, 글로브, 필기구, 차트
절차요약	– 시술 전 : 환자정보 및 총관도수세트 확인, 총관도수법에 대한 설명 – 시술 중 : 총관도수관을 삽입 – 시술 후 : 환자 교육 및 정리

1. 안내문

가. 실습실 안내문

총관도수법이 필요한 환자에게 총관도수 장비를 조작해 안전하고 정확하게 이루어지는 과정을 설명하시오

2. 절차

가. 시술 전

1) 자기소개 및 환자 확인 : "안녕하세요. 학생의사 ○○○입니다. 이름과 나이가 어떻게 되시죠?"
2) 의무기록에서 총관도수법이 지시된 환자의 병록번호, 연령, 성별, 성명 확인함

3) 총관도수관의 삽입 이유를 설명하고, 최근에 요로감염이나 외상, 협착 등이 있는지 물어보고, 총관도수관 삽입 시 출혈, 감염, 방광자극증상 등 부작용에 대해 설명한다.
4) 의사는 손을 깨끗이 씻고 서거나 앉는다.
5) 드레싱 쟁반을 의사의 오른편에 위치시키고 무균적으로 펼친다.
6) 총관도수 세트 내에 소독솜, 곡반, 총관도수관, 윤활제, 드레싱 집게, 작은 구멍포, 주사기, 생리식염수 등이 다 들어있는지 확인한다.
7) 환자에게 양해를 구한 후 환자의 하의를 내려 하체와 성기를 노출시킨다.
8) 소독장갑을 착용한다.
9) 드레싱 집게를 잡고 소독솜으로 요도구에서부터 주변으로 원을 그리거나 위에서 아래 방향으로 소독한 다음 마르도록 잠시 둔다.
10) 구멍포를 오염 없이 펼쳐 시술부위만 드러나도록 덮는다.
11) 주사기에 생리식염수를 5 cc 넣은 후 총관도수관의 풍선을 부풀리는 쪽 구멍에 연결하여 생리 식염수를 집어넣어 풍선을 5 cc 정도 팽창시킨 상태에서 풍선에 새는 부분이 없는지 확인한 후 다시 생리식염수를 완전히 뽑아낸다.
12) 주사기를 연결부위에서 떼어낸 뒤 생리식염수를 주사기 안에 그대로 둔다.
13) 소변 주머니의 마개를 살펴 라인은 막혀있지 않고, 주머니 아래는 막혀 있도록 조작한다.
14) 곡반을 환자의 요도구 아래쪽에 위치시킨다.

나. 시술 중

1) 총관도수관 끝에서부터 5~8 cm 부위까지 윤활 젤리를 듬뿍 바른다.
2) 환자에게 음경을 잡겠다고 말한 후 왼손으로 음경을 잡고 오른 손으로 드레싱 집게를 이용하여 소독솜을 집어 귀두를 2~3회 소독한다.

3) 의사는 오른손으로 총관도수관을 끝에서 5 cm 부위를 잡는다.
4) 의사는 왼손으로 음경을 배에서 직각으로 약간 배꼽방향으로 가볍게 견인하면서 오른손으로 총관도수관을 부드럽게 요도로 밀어 놓는다.
5) 환자에게 총관도수관을 삽입하는 동안 천천히 깊게 숨을 쉬도록 하여 긴장을 풀도록 한다.
6) 의사는 총관도수관이 끝까지 들어간 상태를 유지하면서 왼손으로 총관도수관 끝의 풍선 부풀리는 쪽을 잡고 오른손으로 주사기를 들어 잘 꽂은 다음 총관도수관의 풍선을 주사기의 생리식염수로 5 cc 정도 부풀리고 나서 주사기의 플런저를 생리 식염수로 다 주입한 상태 그대로 잡은 상태로 유지하면서 주사기를 연결부위에서 떼어낸다.
7) 총관도수관을 저항이 느껴질 때까지 천천히 부드럽게 당긴다.
8) 왼손으로 총관도수관 끝에서 3~5 cm 부위를 잡고 오른손으로 구멍포와 곡반을 치운다.
9) 오른손으로 소변주머니의 라인 입구의 끝을 잡아 끝이 오염되지 않도록 주의하면서 마개를 제거하고 총관도수관 끝과 라인 입구가 오렴되지 않도록 주의하면서 끝까지 밀어 넣고 꼭 조이도록 연결한다.
10) 총관도수관을 하복부에 면 반창고로 단단히 고정한다.
11) 소변 주머니를 침상위치보다 낮게 고정한다.

다. 시술 후

1) 환자에게 총관도수관 삽입이 끝났다고 말하고 협조에 감사한 후 아프지 않은지 확인하고 이동시 소변주머니가 음경보다 아래에 위치하도록 교육한다.
2) 솜, 거즈 등은 의료 폐기물통에 버린다.
3) 사용한 물품을 제자리에 깨끗하게 정리한다.
4) 의사는 손을 씻는다.

3. 평가항목

번호	평가내용	점수		
1	환자정보는 잘 확인했나?	0	1	2
2	총관도수법 설명은 잘 시행되었나?	0	1	2
3	시술 전 손 씻기 및 소독장갑 착용은 잘 시행되었나?	0	1	2
4	총관도수 세트 확인은 잘 시행되었나?	0	1	2
5	요도구 소독은 잘 시행되었나?	0	1	2
6	총관도수관의 풍선 확인은 잘 되었나?	0	1	2
7	총관도수관에 윤활 젤리는 잘 발랐는가?	0	1	2
8	총관도수관을 요도에 잘 넣었는가?	0	1	2
9	총관도수관 끝의 풍선을 부풀린 후 잡아당겨 잘 위치시켰는가?	0	1	2
10	총관도수관과 소변주머니 연결은 잘 되었는가?	0	1	2
11	총관도수관을 하복부에 잘 고정하였는가?	0	1	2
12	소변주머니는 침상 위치보다 낮게 고장하였는가?	0	1	2
13	환자에게 교육은 잘 시켰는가?	0	1	2
14	시술 후 손 씻기는 잘 시행되었나?	0	1	2
총점 (28)				

4. 참고문헌

1) 부산대학교 한의학전문대학원. 한의학기본교육 임상술기지침 2018 학년도. 부산:부산대학교한의학전문대학원. 2018.

29 비위관삽관술

학습목표	– 비위관 튜브 세트를 조작해 환자의 비강을 통해 비위관을 위내 삽입을 정확하게 시술할 수 있다.
적응증	– 입안(구강) 섭취가 불가능한 대상자에게 튜브영양을 하기 위함 – 위내의 내용물과 가스를 제거하기 위함 – 진단적 검사
준비사항	– 진료실 : Levin tube(12~18 Fr), 수용성 윤활제, 20~50 cc 주사기(syringe), 곡반, 반창고 – 환자 : – – 의사 : 가운, 일회용 장갑, 청진기, 필기구, 차트
절차요약	– 검사 전 : 환자정보 및 비위관삽관 장비 확인, 비위관삽관술에 대한 설명 – 검사 중 : 비위관 삽입 – 검사 후 : 환자 교육 및 정리

1. 안내문

가. 실습실 안내문

비위관삽관술이 필요한 환자에게 비위관삽관 장비를 조작해 안전하고 정확하게 이루어지는 과정을 설명하시오.

2. 절차

가. 시술 전

1) 자기소개 및 환자 확인 : “안녕하세요. 학생의사 ○○○입니다. 이름과 나이가 어떻게 되시죠?”
2) 의무기록에서 비위관삽관술이 지시된 환자의 병록번호, 연령, 성별, 성명 확인함

3) 비위관삽관술의 이유와 방법에 대해 설명 시행 중 구토반사와 목 불편감이 있음을 설명한다.
4) 비위관삽관에 필요한 Levin tube(12~18Fr), 수용성 윤활제, 20~50 cc 주사기, 곡반, 반창고, Clamp 등이 다 있는지 확인한다.
5) 환자가 좌위를 취하게 도와준다.
6) 의사는 손을 깨끗이 씻고 일회용 장갑을 낀다.
7) 코끝-귓볼-칼돌기까지 합한 길이를 측정하여 튜브에 반창고로 표시한다.

나. 시술 중

1) 튜브의 10~20 cm에 수용성 윤활제를 바르고, 목을 뒤로 젖힌 채로 비위관을 코안의 후상방으로 삽입한다.
2) 튜브가 비인두에 도달했을 때 목을 약간 앞으로 숙이게 하고, 삼키는 동작과 함께 물을 삼키도록 한다.
3) 튜브에 주사기를 연결하여 흡인해 보아 황갈색 혹은 녹색의 내용물이 나오는지 확인하거나, 삽입된 튜브에 주사기로 공기 10~20 cc주입하여 상복부에 청진기를 대고 청진하여 삽입된 튜브의 위치를 확인한다.
4) 튜브 마개를 닫아 공기 흡인을 방지하고 안전핀과 반창고로 튜브를 고정시킨다.

다. 검사 후

1) 환자에게 비위관삽관이 끝났다고 말하고 협조에 감사한 후 아프지 않은지 확인한다.
2) 솜, 거즈 등은 의료 폐기물통에 버린다.
3) 사용한 물품을 제자리에 깨끗하게 정리한다.
4) 의사는 손을 씻는다.

3. 평가항목

번호	평가내용	점수		
1	환자정보는 잘 확인했나?	0	1	2
2	비위관삽관술 설명은 잘 시행되었나?	0	1	2
3	시술 전 손 씻기 및 일회용장갑 착용은 잘 시행되었나?	0	1	2
4	비위관삽관 장비 확인은 잘 시행되었나?	0	1	2
5	코끝- 귓볼- 칼돌기까지 합한 길이 확인은 잘 되었나?	0	1	2
6	튜브 10~20 ㎝에 윤활 젤리는 잘 발랐는가?	0	1	2
7	목을 뒤로 젖힌 채 비위관을 코안 후상방으로 잘 넣었는가?	0	1	2
8	튜브가 비인두에 도달했을 때 목을 약간 앞으로 숙이게 하고, 삼키는 동작과 함께 물을 삼키도록 잘 하였는가?	0	1	2
9	삽입된 튜브의 위치를 확인은 잘 되었는가?	0	1	2
10	튜브 마개를 닫고 안전핀과 반창고로 튜브를 잘 고정하였는가?	0	1	2
11	환자에게 교육은 잘 시켰는가?	0	1	2
12	시술 후 손 씻기는 잘 시행되었나?	0	1	2
총점 (24)				

4. 참고문헌

1) 부산대학교 한의학전문대학원. 한의학기본교육 임상술기지침 2018 학년도. 부산:부산대학교한의학전문대학원. 2018.

OSCE

30

여성생식기 검체 채취

학습목표	자궁경부 펴바름검사를 시행하여 여성생식기 검체를 채취할 수 있다.
적응증	자궁경부 이형성증, 자궁경부암 전암단계
준비사항	– 진료실 : 골반내진 모형, 조명, 손소독제, 비닐장갑, 질경, 검사용 브러시 (Spatula, Cytobrush), 유리슬라이드 2개, 알코올 스프레이 – 환자 : – – 의사 : 가운
절차요약	– 검사 전 : 과거력, 금기증 확인 – 검사 중 : 자궁경부 펴바름검사 시행 – 검사 후 : 검사결과 및 치료계획 설명

1. 안내문

가. 실습실 안내문

자궁경부 펴바름 검사를 시행하여 여성생식기 검체를 채취하시오.

2. 절차

가. 검사 전

1) 손 씻기 : 소독제로 손을 씻는다.

2) 자기소개 및 환자 확인 : "안녕하세요. 학생의사 ○○○입니다. 이름과 나이가 어떻게 되시죠?"

3) 과거력, 금기증 확인 : 성경험, 성병, 생리여부, 질정 · 질세척 · 탐폰 사용 여부

("성경험이 있으신가요? 과거에 성매개 질환을 앓았던 적이 있나요? 지

금 생리중인가요? 48시간 내에 질정이나 질세척, 탐폰을 사용하신 적이 있나요?")

나. 검사 중

1) 조명을 켜고 비닐장갑을 착용한다.
2) 환자의 하의를 올리기 쉬운 복장으로 갈아입히고, 결석제거술자세(lithotomy position)로 눕도록 한다.
3) 질경을 삽입한다.
   가) 한 손으로 질경의 날 부위를 따뜻한 물로 적시고, 다른 손으로 소음순을 벌린다.(그림 30-1)
   나) 질경의 양날을 닫힌 상태로 만들고, 질경을 45도가량 기울여 천천히 밀어 넣는다.(그림 30-2)
   다) 질경 손잡이를 음핵 쪽으로 돌린 뒤, 질경의 날을 열어 자궁경부를 노출시킨다.(그림 30-3)

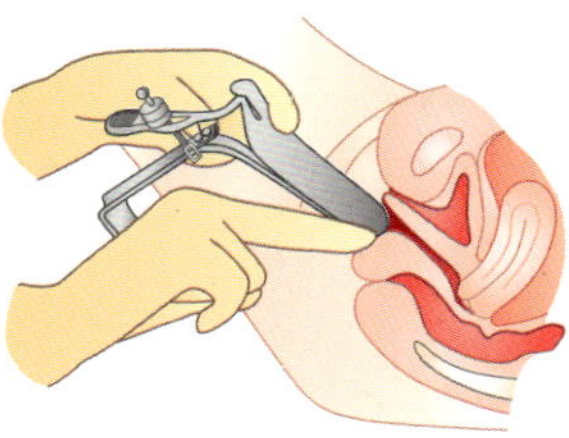

그림 30-1. **소음순 벌리기**

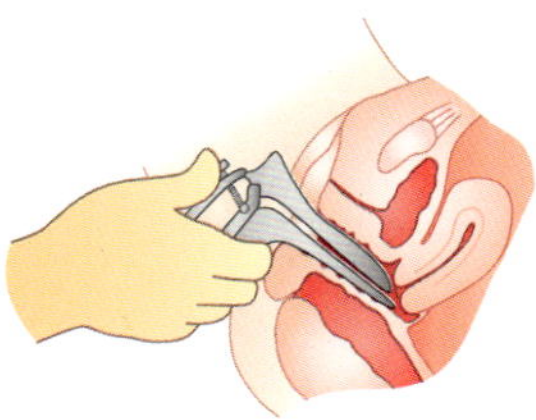

그림 30-2. **질경 삽입**

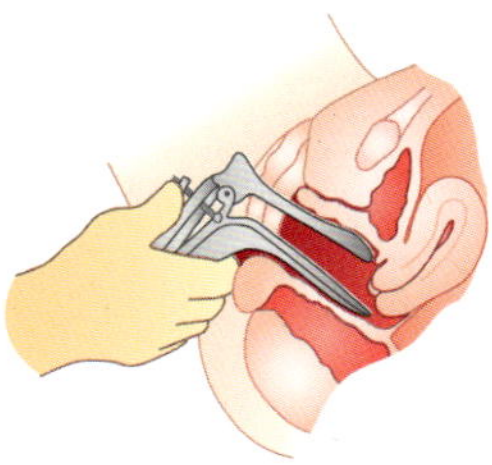

그림 30-3. **질경 날 열기**

4) 검체를 채취한다.(그림 30-4)
   가) 외자궁경부에서 Spatula를 사용하여 360도 돌려서 검체를 채취한다.
   나) 내자궁경부에서 Cytobrush를 사용하여 180도 돌려서 검체를 채취한다.

5) 질경의 날을 닫고 질경을 돌려서 빼낸다.

6) 채취한 두 가지 검체를 슬라이드 글라스 2개에 각각 충분하게 펴 바른다.(그림 30-5)

7) 슬라이드 글라스에 외자궁경부와 내자궁경부를 구분하여 적고, 환자 정보를 기입한 뒤 알코올 스프레이를 뿌린다.

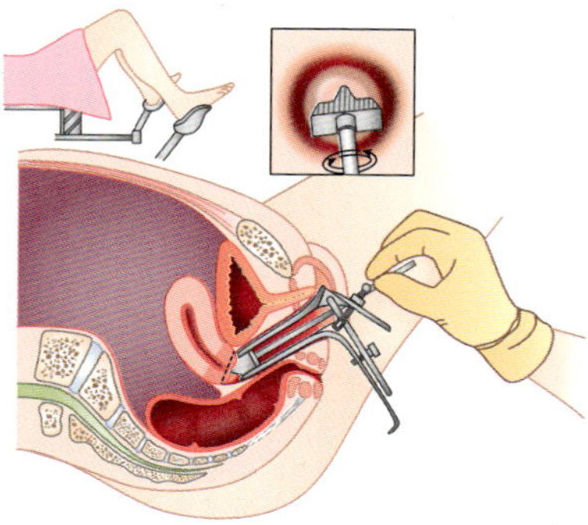

그림 30-4. **검체 채취**

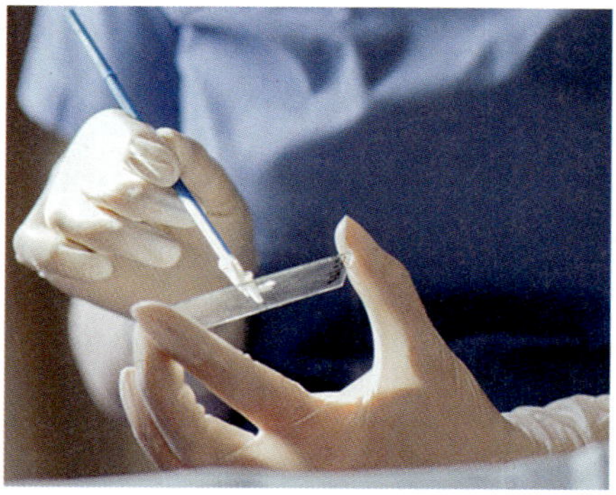

그림 30-5. **펴 바르기**

다. 검사 후

1) 사용한 기구를 정리한 뒤 소독제로 손을 씻는다.

2) 검사 결과가 나오는 시기와 이후 치료계획에 대해 설명한다.

3. 평가항목

번호	평가내용	점수		
1	시술 전 손을 소독했는가?	0	1	2
2	환자정보(이름, 나이 등)를 확인했는가?	0	1	2
3	과거력, 금기증을 확인했는가?	0	1	2
4	질경 삽입 전 따뜻한 물에 적셨는가?	0	1	2
5	질경 삽입 전 질경의 양날을 닫았는가?	0	1	2

6	질경 삽입이 올바르게 되었는가?	0	1	2
7	자궁경부가 잘 노출되었는가?	0	1	2
8	Spatula로 외자궁경부에서 검체를 채취하였는가?	0	1	2
9	Cytobruch로 외자궁경부에서 검체를 채취하였는가?	0	1	2
10	질경을 올바르게 빼내었는가?	0	1	2
11	채취한 검체를 슬라이드 글라스에 충분히 펴 발랐는가?	0	1	2
12	슬라이드 글라스에 정보를 올바르게 기입했는가?	0	1	2
13	시술 후 손을 소독했는가?	0	1	2
14	이후 치료계획에 대해 환자에게 설명했는가?	0	1	2
15	진찰을 하는 동안 환자를 배려하였는가?	0	1	2
총점 (30)				

4. 참고문헌

1) 퍼시픽 학술국. 5 Minutes OSCE 5판. 퍼시픽북스. 2018:167-74.

31

심폐소생술

학습목표	성인 심정지 환자에서 심폐소생술을 적용할 수 있다.
적응증	심정지
준비사항	– 진료실 : 없음 – 환자 : – – 의사 : 가운
절차요약	– 시행 전 : 장갑 끼기, 의식 확인, 119 신고, 맥박 및 호흡 확인 – 시행 중 : 가슴 압박, 기도확보, 인공호흡실시 – 시행 후 : 호흡과 맥박 재평가, 보조자 교대요청

1. 안내문

가. 실습실 안내문

응급상황으로 심폐소생술이 필요한 환자에게 2015 AHA 가이드라인에 준하여 심폐소생술을 시행하시오.

나. 환자정보

- 40세 남성 박○○
- 병원 밖에서 갑자기 의식을 잃고 쓰러졌다.
- 본 환자에게 2015 AHA 가이드라인에 준해 1인 의료진이 시행하는 심폐소생술을 실시하시오. 5사이클 시행 후 보조자와 교대하시오.
  (준비된 장갑을 착용하고 시행하시오. 페이스 쉴드는 씌워져 음)

2. 절차

가. 시행 전

1) 장갑 끼기

양 손에 장갑을 낀다.(무균적으로 착용할 필요는 없다)

2) 의식 확인

심폐소생술 모형의 어깨를 치며 의식을 확인한다.

"여보세요! 괜찮으십니까?"

3) 보조자에게 119 신고지시

"저기 ◆◆색 옷 입으신 분! 여기 의식 잃고 쓰러진 사람이 있다고 119에 신고해주세요. 그리고, 제세동기를 가져다 달라고 말해주세요."

4) 맥박, 호흡 확인

맥박 : 한 손으로 고개를 약간 젖힌 뒤, 반대손 검지, 중지로 경동맥 맥박을 촉지한다.

호흡 : 맥박 촉지와 동시에 뺨의 촉각으로 들숨/날숨을 확인한다.

눈으로 환자 흉곽 움직임을 관찰한다.

귀로 숨소리를 확인하여 호흡 유무 확인한다.

"환자 호흡과 맥박 없습니다! 가슴 압박 필요합니다. 가슴 압박 시작합니다!"

나. 시행 중

1) 가슴 압박

양손을 깍지 끼고, 팔은 완전히 펴서 환자의 몸과 수직이 되도록 자세를 취한다.

흉골의 하반부를 깊이 5~6 cm, 100~120회/분의 속도로 30회 연속 압박한다.

"하나 둘 셋…. 열, 하나 둘 셋…. 스물. 하나 둘 셋…. 서른"

2) 기도 확보

한 손은 환자의 콧구멍을 막고, 반대쪽 손으론 C자 모양을 만들어 하악골을 들어 올려 기도를 개방한다(두부후굴-하악거상, Head tilt chin lift).

3) 인공호흡 실시

의사는 숨을 크게 들이마신 뒤, 멈춘 상태에서 자신의 입을 환자의 입에 공기가 새지 않게 밀착시킨다.

흉곽이 상승하는지 눈으로 보면서 날숨을 회당 1초가량 2회 불어넣는다.

환자의 가슴이 올라가지 않으면, 환자 입속의 이물질을 확인하고 제거한 뒤 재시행한다.

4) 1)의 흉부압박 재개

1~4)를 총 5 사이클 반복한다.

다. 시행 후

1) 호흡과 맥박 재평가

5 사이클 시행 후, 호흡과 맥박을 재평가한다.

"호흡과 맥박을 재평가합니다!"

2) 보조자 교대 요청

호흡과 맥박이 느껴지지 않을 시, 보조자에게 교대를 요청한다.

"환자의 호흡과 맥박이 느껴지지 않습니다. 보조자께서 저와 교대해주세요."

3. 평가항목

번호	평가내용	점수		
1	장갑을 착용하고 술기를 진행했는가?	0	1	
2	환자의 의식을 확인하였는가?	0	1	
3	보조자를 정확히 지목하여 119에 신고하고 제세동기를 요청했는가?	0	1	
4	경동맥에서 5~10초간 맥박을 확인하였는가?	0	1	
5	호흡 확인을 하였는가?	0	1	
6	정확한 압박점(흉골의 하반부)을 충분한 깊이(5~6 ㎝)로 압박했는가?	0	1	
7	적당한 속도(100~120회/분)로 압박하였는가?	0	1	
8	두부후굴-하악거상법을 정확하게 시행하였는가?	0	1	
9	흉부압박과 인공호흡을 30+2번씩 총 5회 시행하였는가?	0	1	
10	적당한 세기로 인공호흡을 했는가?	0	1	
11	올바른 자세로 흉부 압박을 시행하였는가?	0	1	
12	전반적으로 술기가 능숙히 진행되었는가?	0	1	2
총점 (13)				

4. 참고문헌

1) 퍼시픽 학술국. 5th Edition 5minutes OSCE. 서울:퍼시픽북. 2018: 203-10.

32

심장전기충격술

학습목표	심실빈맥, 심실세동 상황에서 심장전기충격요법을 시행할 수 있다.
적응증	– 심실빈맥 – 심실세동
준비사항	– 진료실 : 제세동기, 손 소독제, 젤 – 환자 : – – 의사 : 가운
절차요약	– 시행 전 : 손 씻기, 모니터 전원 확인, 심전도리듬 확인 – 시행 중 : 심전도리듬에 따라 제세동기 조작, 패들에 젤 바르기, 패들 환자가슴에 부착, 충전, 제세동 실시, 흉부압박, 심전도 리듬 재확인 및 재처치 시행 – 시행 후 : 맥박확인, 손 씻기

1. 안내문

가. 실습실 안내문

심장전기충격요법이 필요한 환자에게 심장전기충격요법을 시행하시오.

나. 환자정보

- 65세 남성 최○○.
- 급성 심근경색으로 입원해 있던 환자에게서 갑자기 심전도 리듬 이상이 보고되었다.
- 주어진 심전도 리듬과 맥박 상황을 토대로 알맞은 심장전기충격요법을 실시한다.

2. 절차

가. 시행 전

1) 손 씻기, 주변 환경 확인과 조정

소독제로 손을 씻는다.

보조자의 위치, 모니터 상태, 심전도 리드 부탁 상태 등을 파악한다.

→ 보조자는 환자의 오른쪽에 서있게 조정한다.

"(보조자가 환자 왼쪽에 서 있다면) 보조자께서는 환자 오른쪽에 위치해주세요!"

2) 모니터 전원 확인

(모니터 전원이 꺼진 경우) 심전도 리드가 각 위치에 붙어 있는지 확인한 후, 전원 켠다.

"심전도리듬을 확인하겠습니다. 모두 물러나주세요."

3) 심전도 리듬 확인

심전도 리듬을 확인한다.

→ 심실빈맥(VT), 심실세동(VF)에 따라 각각 처치가 달라짐 기억

나. 시행 중

1) 심전도 리듬에 따른 제세동기 조작

① 심실빈맥(VT)

보조자에게 경동맥에서 맥박을 확인해주길 요청한다.

"심실빈맥입니다. 보조자께서 경동맥에서 맥박 확인해주세요."

맥박이 있을 경우, 제세동기의 Sync 버튼을 누른 뒤, 100 J로,

"맥박이 있으므로 100 J로 제세동하겠습니다."

맥박이 없을 경우, 제세동기의 Sync 버튼을 누르지 않고, 200 J에 맞춘다.

"맥박이 없으므로 200 J로 제세동하겠습니다."

② 심실세동(VF)

심실세동 확인 시, 바로 제세동기를 200 J에 맞춘다.

"심실세동입니다. 바로 200 J 제세동 실시하겠습니다."

2) 패들에 젤 바르기

양 손에 패들을 들고(오른손 apex 패들, 왼손 sternum 패들), 보조자가 젤을 짜줄 수 있게 하나씩 패들을 내민다.

양쪽 패들로 가볍게 문질러 젤이 퍼지도록 한다.

패들을 문지를 때, 충전버튼을 누르지 않도록 한다.

충전버튼을 누른 뒤에는 양쪽 패들이 서로 닿아서는 안 된다.

"보조자께서 각각의 패들에 젤을 짜주세요!"

3) 패들 환자가슴에 부착

가슴에 패들 부착 시, 심전도 리드와 닿지 않게 한다.

① 오른손

apex 패들을 왼쪽 젖꼭지 바깥쪽(앞겨드랑이 부위의 5번째 갈비사이 공간)에 댄다.

② 왼손

sternum 패들을 오른쪽 쇄골 아래에 댄다.

4) 충전

오른손 패들의 측면에 부착된 충전버튼을 충전 경보음이 울릴 때까지 누른다.

"제세동기 충전 시작합니다."

5) 제세동실시

숫자를 세며 자신의 몸과 주변사람들이 모두 모형에서 떨어졌는지 확인한다.

패들에 힘을 주어 가슴을 압박하며 패들에 있는 shock 버튼을 양쪽 동시에 눌러 제세동 실시한다.

제세동 후에도 2~3초간 자세 유지한다.

"모두 물러나세요. 셋에 제세동합니다.

하나, 저는 물러났습니다.

둘, 주변분들 모두 환자에서 떨어져주세요.

셋, 모두 물러났습니다. shock!"

6) 흉부압박 실시

제세동 후 즉시 2분간 흉부 압박 실시, 이후 심전도 리듬 재평가한다.

7) 심전도 리듬 재확인 및 재처치 시행

문제가 된 심실빈맥이나 심실세동이 재확인되면 재처치 시행한다.

① 심실빈맥(VT) 확인될 경우

보조자에게 경동맥에서 맥박을 확인해주길 요청한다.

"심실빈맥 나옵니다. 보조자께서 경동맥에서 맥박 확인해주세요."

맥박이 있을 경우, 제세동기의 Sync 버튼을 누른 뒤, 100 J로,

"맥박이 있으므로 100 J로 제세동하겠습니다."

맥박이 없을 경우, 제세동기의 Sync 버튼을 누르지 않고, 200 J에 맞춤

"맥박이 없으므로 200 J로 제세동하겠습니다."

② 심실세동(VF) 확인될 경우

심실세동 확인 시, 바로 제세동기를 200 J에 맞춘다.

"심실세동입니다. 바로 200 J 제세동 실시하겠습니다."

→ 이후, 2~6)의 과정 재실시한다.

다. 시행 후

1) 맥박 확인

정상 리듬으로 돌아온 경우, 환자의 맥박을 10초간 확인한다.

10초간 맥박이 유지되면 제세동을 종료한다.

"환자의 맥박이 돌아왔습니다. 제세동을 종료합니다."

2) 손 씻기

소독제로 손을 씻는다.

3. 평가항목

번호	평가내용	점수		
1	시행 전 소독제로 손을 소독하였는가?	0	1	
2	모형에 심전도 리드가 제대로 부착되었는지 확인했는가?	0	1	
3	심전도 리듬 확인 시 모두 환자에게서 물러나게 했는가?	0	1	
4	심전도 리듬에 따른 제세동 설정 조절이 이루어졌는가?	0	1	
5	심실빈맥 시 보조자에게 맥박을 확인하도록 하였는가?	0	1	
6	젤을 패들에 충분히 발랐는가?	0	1	
7	각각의 패들을 모형의 정확한 위치에 두었는가?	0	1	
8	패들 충전버튼을 눌러 경보음이 울릴 때까지 충전했는가?	0	1	
9	패들을 적절한 압력으로 눌러 제세동하였는가?	0	1	
10	제세동 전에 자신과 주위 사람이 물러났는지 확인했는가?	0	1	
11	Shock을 가한 뒤 심전도 리듬을 재확인했는가?	0	1	
12	정상 리듬으로 돌아온 뒤, 10초간 맥박을 확인했는가?	0	1	
13	시행 후 손소독을 실시하였는가?	0	1	
14	전반적으로 술기가 능숙히 진행되었는가?	0	1	2
총점 (15)				

4. 참고문헌

1) 퍼시픽 학술국. 5th Edition 5minutes OSCE. 서울:퍼시픽북. 2018: 211-9.

33

기관내삽관

학습목표	기도유지와 산소공급이 필요한 환자에게 기관내삽관을 시행할 수 있다.
적응증	1) 의식소실이나 저하 2) 무호흡, 호흡부전 3) 기도폐쇄의 가능성이 있는 경우
준비사항	– 진료실 : 기관내튜브(7.0 mm, 7.5 mm), 속심(stylet), 10 cc 주사기, 곡형날 후두경(손잡이+날), 백밸브 마스크, 고정용 테이프, 수용성 젤 – 환자 : – – 의사 : 가운, 청진기
절차요약	– 시행 전 : 손 씻기, 호흡 확인, 기도 개방, 구강 내 확인, 백밸브 마스크로 산소공급, 후두경 확인, 튜브 확인, 속심 삽입 – 시행 중 : 후두경 삽입, 후두덮개 및 성대 확인, 튜브 삽입, 기낭에 공기주입, 튜브에 백 연결, 튜브 삽입상태 확인 – 시행 후 : 튜브 고정, 손 씻기

1. 안내문

가. 실습실 안내문 : 응급상황으로 기관내삽관이 필요한 환자에게 기관내삽관을 시행하시오.

나. 환자정보

- 50세 남성 이○○
- 갑자기 쓰러진 이후 의식이 없는 상태로 응급실에 내원하였다.
- 환자에게 마스크 환기 후 기관 삽관을 실시하시오.

2. 절차

가. 시행 전

1) 손 씻기, 주변 환경 확인과 조정

소독제로 손을 씻음.

보조자의 위치, 시술시 필요한 물품이 갖춰져 있는지 파악한다.

→ 보조자는 환자의 오른쪽에 서있게 조정한다.

"(보조자가 환자 왼쪽에 서 있다면) 보조자께서는 환자 오른쪽에 위치 해주세요!"

2) 호흡 확인

환자의 코 아래에 손가락을 대고, 청진기로 폐 호흡음을 청진하여 기관 내삽관의 필요성을 확인한다.

"환자분 호흡음이 들리지 않고 호흡이 없어 기관내삽관이 필요합니다!"

3) 기도 개방

환자의 입, 인두, 기관이 일직선에 놓이도록 턱을 들어 올리고 정수리를 밀어줌(sniffing position) → 머리 아래에 베개나 시트를 받쳐 머리를 올려 목의 과신전을 도울 수 있다.

4) 구강내 확인

왼손의 엄지손가락은 환자의 아랫니, 검지는 환자의 윗니를 서로 교차하여 밀어 입안의 이물질을 확인(수지교차법) → 필요한 경우 구강내 흡인(suction) 시행, 의치를 제거한다.

"환자의 입안에 이물질이 없음을 확인하였습니다!"

5) 백밸브 마스크로 산소공급

마스크와 공기주머니를 연결한다.

왼손 중지, 약지, 소지로 환자의 턱을 들고 엄지와 검지로 마스크를 잡아 환자의 얼굴에 밀착시켜 공기가 새지 않도록 한다. (E-C clamp technique)

오른손으로 잡은 백밸브 공기주머니를 6~8초에 1번의 속도로 손바닥을 이용하여 천천히 부드럽게 주머니의 2/3 정도씩만 짜준다.

보조자에게 마스크 잡는 법 및 공기주머니를 짜는 방법을 설명 후 배깅(bagging)을 부탁한다.

"보조자 분께서는 지금처럼 E-C clamp 방법으로 마스크를 잡고, 6~8초당 1회의 속도로 부드럽게 공기주머니를 짜 주시기 바랍니다!"

6) 후두경 확인

후두경 손잡이(handle)와 날(blade)을 결합하고 직각으로 구부려, 불빛이 밝게 잘 들어오는지 손바닥으로 확인한다.

7) 튜브 확인

환자에 따라 적절한 크기의 튜브를 선택 후 주사기로 튜브에 달린 기낭(cuff)에 공기를 넣어 잘 팽창(ballooning)되는지 확인한 후 공기가 새지 않으면 다시 주사기로 공기를 제거함(deballonning) → 기낭이 날카롭게 주름지지 않도록 주의한다.

8) 속심 삽입

튜브에 속심을 넣는다.

속심이 튜브 끝에서 1~1.5 ㎝ 정도 위에 위치하도록 조정하고 손잡이 쪽 끝을 꺾어 속심이 튜브 밖으로 튀어나오지 않도록 주의한다.

튜브 하부 1/3 지점을 약간 구부려 J자 모양을 만든 후 수용성 젤을 적당량 발라둠 → 젤이 튜브의 입구를 막거나 튜브 안쪽으로 들어가지 않도록 주의한다.

나. 시행 중

1) 후두경 삽입

보조자에게 배깅을 멈출 것을 부탁한다.

왼손으로 후두경을 잡은 뒤 날을 환자의 오른쪽 입에 넣어 혀의 우측면으로부터 서서히 가운데로 움직이면서 혀의 바닥 쪽으로 부드럽게 밀어 넣는다.

2) 후두덮개 및 성대 확인

후두덮개(epiglottis)가 보이면 후두계곡(vallecula) 안에 후두경의 날 끝을 위치시키고, 그대로 전상방으로 들어 올려 성문(glottis)이 보이는지 확인 → 오른손으로 환자의 아랫입술을 밀어 날에 끼어 생길 수 있는 열상을 방지하여야 하며, 환자의 윗니가 부러지지 않도록 손목을 꺾지 말고 고정시킨 상태에서 팔을 전상방으로 올려야 한다.

3) 튜브 삽입

왼손은 고정하고 후두덮개와 그 아래에 성문에서 눈을 떼지 않은 채로 보호자에게 튜브를 건네 달라고 부탁하여 오른손에 튜브를 쥐고, 성문을 계속 바라보면서 후두경 아래로 튜브를 천천히 밀어 넣는다. → 튜브의 끝이 성대(vocal cord)를 지나는 것을 확인 후 2~3 cm가량 더 삽입하여 20 cm 이상 충분히 들어가도록 한다.

"보조자께서는 튜브를 건네주시기 바랍니다!"

튜브를 잡은 상태에서 반대 손으로 속심을 뺀다. → 튜브 안쪽에 습기가 차는지 눈으로 확인하고 뺨으로 호기가 있는지 확인한다.

4) 기낭에 공기 주입

보조자에게 튜브를 잡고 있을 것을 부탁한다.

"보조자께서는 환자의 튜브를 잡아 주시기 바랍니다!"

튜브 기낭에 주사기로 공기를 넣어 튜브를 고정한다. → 너무 과다하게 공기를 많이 넣은 경우는 기관내피의 허혈을 유발할 수 있으며, 공기주입이 부족할 경우는 환기의 문제나 흡인이 생길 수 있으니 주의한다.

5) 튜브에 백 연결

백밸브 마스크를 분리하여 공기주머니를 튜브에 연결하고 6~8초에 1번의 속도로 손바닥을 이용하여 천천히 부드럽게 주머니의 2/3 정도씩만 짜준다.

6) 튜브 삽입 상태 확인

공기주머니를 짜면서 흉강과 복강의 움직임을 관찰한다.

공기주머니를 계속 짜면서 한손으로 청진기를 착용하고, 양쪽 폐와 명치부위를 청진한다.

"양쪽 폐 청진하였습니다. 호흡음이 잘 들립니다. 기관 삽관 정상적으로 잘 이루어졌습니다!"

다. 시행 후

1) 튜브 고정

튜브를 테이프를 이용하여 고정한다.

2) 손 씻기

소독제로 손을 씻는다.

3. 평가항목

번호	평가내용	점수	
1	시행 전 소독제로 손을 소독하였는가?	0	1
2	환자의 기관내삽관 필요성을 확인하였는가?	0	1
3	환자의 머리를 sniff position으로 만들었는가?	0	1
4	백밸브 마스크를 올바른 속도로 짜고 보조자에게도 올바르게 지시하였는가?	0	1
5	후두경이 제대로 작동하는지 미리 확인하였는가?	0	1
6	튜브의 기낭에 공기를 넣어 ballooning을 확인하였는가?	0	1
7	속심을 튜브에 넣고 기관 삽관을 하였는가?	0	1
8	속심을 J자로 올바르게 구부렸는가?	0	1
9	환자의 이가 부러지지 않도록 후두경을 올바르게 전상방으로 올렸는가?	0	1
10	튜브를 받을 때 성문에서 눈을 떼지 않은 상태로 잘 건네받았는가?	0	1
11	튜브를 넣을 때 성대를 끝까지 보고 식도가 아닌 기관에 올바르게 삽입하였는가?	0	1

12	튜브를 알맞은 깊이로 넣었는가?	0		1
13	삽관 후 속심을 바로 제거하였는가?	0		1
14	튜브 기낭에 공기를 적절히 주입하였는가?	0		1
15	백밸브 마스크 제거에서 튜브 삽입 후 다시 공기주머니 연결까지 30초 이내에 시행하였는가?	0		1
16	배깅을 적절히 하면서 튜브의 삽입 상태를 확인하였는가?	0		1
17	시행 후 손소독을 실시하였는가?	0		1
18	전반적으로 술기가 능숙히 진행되었는가?	0	1	2
총점 (19)				

4. 참고문헌

1) 퍼시픽 학술국. 5th Edition 5minutes OSCE. 서울:퍼시픽북. 2018: 211-9.

34

기도폐색이물질제거술

학습목표	이물질 기도폐색 응급처치를 순서에 맞춰 능숙하게 시행할 수 있다.
적응증	목에 이물질이 걸려 숨을 쉴 수 없고, 의식이 있는 경우
준비사항	– 진료실 : 소아 이물질 기도 폐색 모형, 의자 – 환자 : – – 의사 : 가운
절차요약	– 기도 폐색을 확인한다. – 성인, 소아의 경우 적절한 이물질 제거법을 실시한다.

1. 안내문

가. 실습실 안내문

목에 이물질이 걸려 숨을 쉴 수 없는 의식 있는 소아 및 성인에 있어 각각 적절한 자세를 취하여 이물질을 제거하는 정확한 술기를 시행하시오.

2. 기본준비

가. 자기소개를 한다.

나. 손 씻기나 손소독제를 이용하여 손소독을 한다.

3. 절차

가. 성인

1) 환자에게 "목에 뭐가 걸렸나요?" 물어봐서 기도폐색을 확인한다.

가벼운 상태의 흡인은 기침유발과 등두드림 정도로 해결되나, 심한 상태의 폐색은 환자가 손으로 목을 붙잡은 상태로 말이나 호흡, 기침을 할 수 없는 상태이다. 이때 빨리 물어봐서 환자가 말을 못하고 고개만 끄덕이면 완전폐쇄로 간주하고 즉각 치료를 실시한다.

2) 기도폐색이 의심되면 환자 뒤로 돌아가서 엄지손가락을 세운 채로 엄지가 복부 쪽을 향하도록 주먹을 쥐고 배꼽과 명치 사이에 주먹을 위치시킨다.

3) 다른 손으로 주먹을 감싸 쥔다.

4) 양 손을 순간적으로 명치 쪽으로 잡아당겨서 이물질이 밖으로 튀어 나오도록 한다.

5) 이물이 제거될 때까지 반복한다.

흉부압박상지거상법(하임리히법)을 지속적으로 실시하여 복부 밀어올리기를 반복한다. 비만이나 임신으로 시행이 어려운 경우는 복부 대신 흉부를 밀어 올린다.

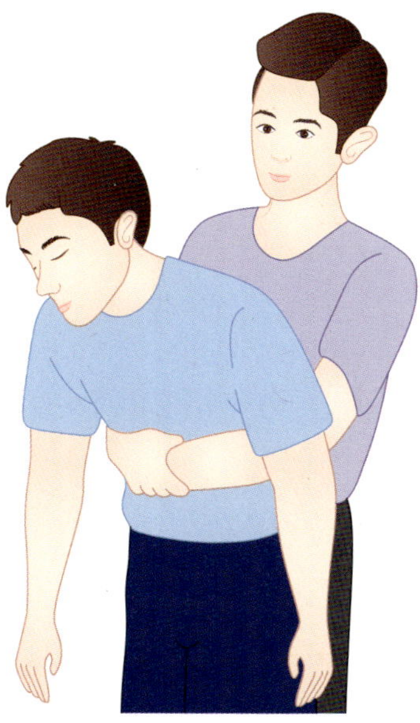

그림 34-1. 흉부압박상지거상법 자세

6) 환자가 의식을 잃어버리는 경우 심폐소생술을 실시한다.
7) 이물질이 배출된 경우 추가적인 기도 폐쇄 및 흡인의 위험을 줄이기 위해 회복자세를 취하도록 한다. 회복자세는 옆으로 누운 뒤 고개를 편하게 아래로 향하고 팔과 다리를 편하게 구부린 자세이다.

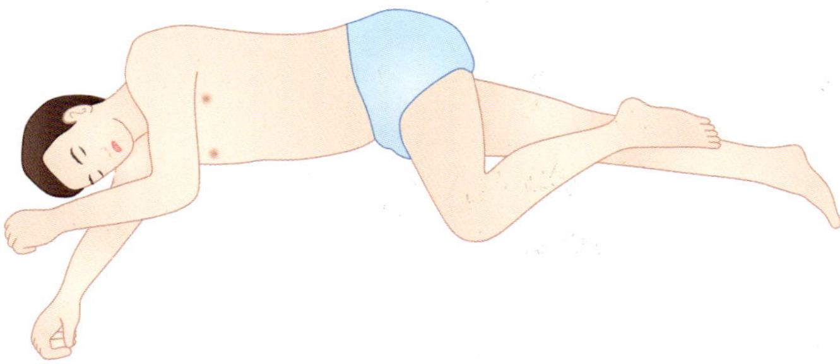

그림 34-2. **회복자세**

나. 소아

1) 영아가 무엇을 삼키는 것을 보거나 기도폐색이 의심되는 상황에 시행하고, 영아의 한쪽 발바닥을 두들기며 반응을 평가하여 의식을 확인하며, 의식이 없는 경우 심폐소생술부터 시행한다. 가벼운 상태에서는 소아가 기침하거나 소리 내어 울 수 있으나 스스로 기침해서 기도에 막힌 것이 빠지는지 확인한다. 심한 상태에서는 기침을 하지 못하고 울거나 소리를 내지도 못하면서 갑자기 호흡곤란 증상이 나타나게 된다.
2) 기도 폐색이 의심되면 오른손잡이인 경우 오른손 엄지와 검지 사이로 목덜미를 받치고 다른 손(오른손잡이인 경우 왼손)으로 턱을 받친 후 등쪽으로 180도 돌린다.
3) 턱을 받친 다른 손(오른손잡이인 경우 왼손) 엄지와 검지로 턱을 받치며 지탱하면서 아이의 머리를 아래로 45도 정도 비스듬히 기울여 받친

손을 허벅지 위에 얹어 몸통을 잘 지지하도록 한다. 턱을 받친 손은 환자의 목이나 기도를 누르지 않도록 한다.

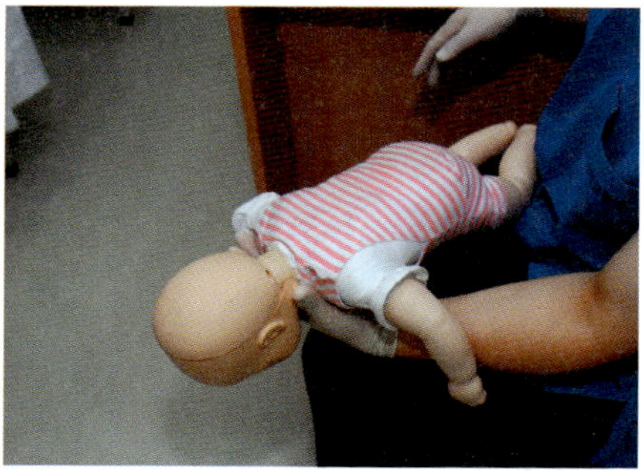

그림 34-3. 시술 전 자세

4) 턱을 받친 손(오른손잡이인 경우 왼손)을 그대로 두고 반대 손(오른손잡이인 경우 오른손)의 손바닥(heel)으로 등(양 어깨뼈 사이)을 밀듯이 다섯 번 강하게 두드린다.(등 두드리기)

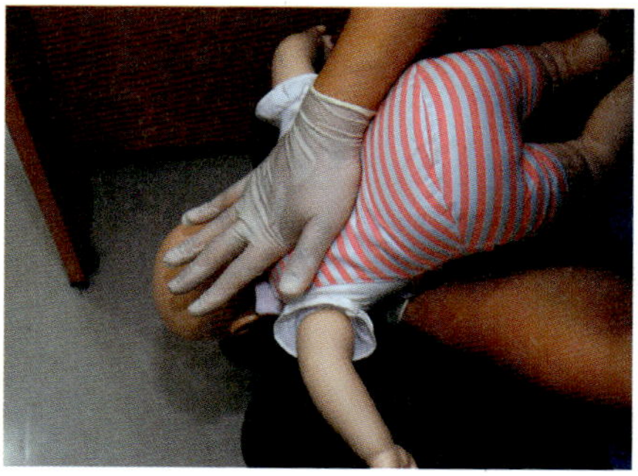

그림 34-4. Back slap(등 두드리기)

5) 등을 친 손을 아기의 등에 대고 목덜미를 뒤에서 받친 후 반대 손으로 아기의 턱과 얼굴을 지지해서 바로 누운 자세로 돌린다.

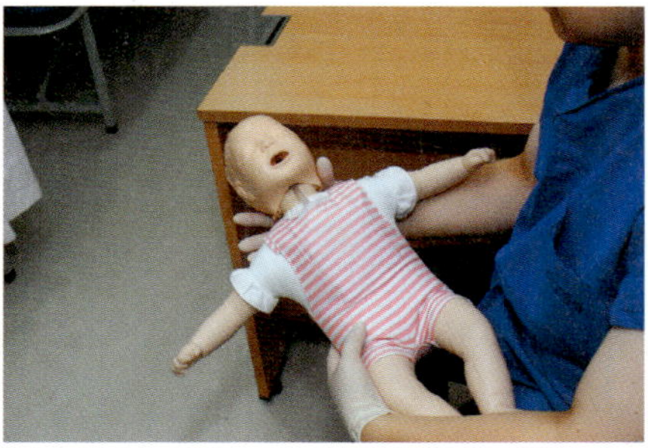

그림 34-5. 다시 바로 눕힌 자세

6) 양쪽 유두선을 이은 선의 바로 아래에 손가락 2~3개를 겹쳐서 대고 충분히 세게 가슴을 5회 누른다. (가슴밀침) 압박의 깊이는 흉부의 앞뒤 지름의 1/2~1/3이다.

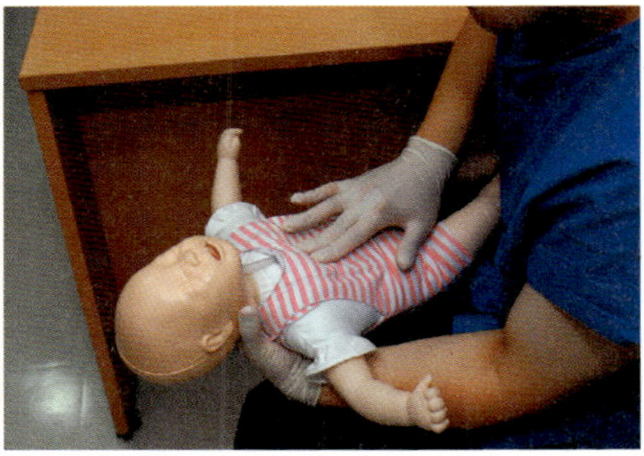

그림 34-6. Thrust(가슴밀침)

7) 아이가 이물질을 뱉어낼 때까지 2~6번의 과정인 등 두드리기와 가슴밀침을 반복한다.
8) 이물질이 배출되면 아이를 안정시키고, 혹 시술 중 아기가 의식을 잃은 경우에는 심폐소생술을 시행한다.

4. 평가항목

번호	평가내용	점수		
1	환자의 상태를 확인하여 기도폐색의 정도를 판단하였는가?	0	1	2
2	성인의 경우 환자의 뒤에 가서 엄지손가락을 세운 채로 엄지가 복부 쪽을 향하도록 주먹을 쥐고 배꼽과 명치 사이에 주먹을 위치시키고 다른 손 주먹을 감싸 줬는가?	0	1	
3	성인의 경우 양 손을 순간적으로 명치 쪽으로 잡아당겨서 이물질이 밖으로 튀어 나오도록 하는 동작을 잘 수행하였는가?	0	1	
4	성인의 경우 이물질이 배출된 후 회복자세를 취했는가?	0	1	
5	소아의 경우 환자를 엎드린 자세로 놓았는가?	0	1	
6	소아의 경우 환자의 턱 부분을 받친 손은 환자의 기도를 잘 지지하였는가?	0	1	
7	소아의 경우 환자의 머리를 아래쪽으로 향하게 하였는가?	0	1	
8	소아의 경우 등 두드리기를 잘 시행하였는가?	0	1	
9	소아의 경우 등 두드리기 후 등을 친 손을 아기의 등에 대고 머리를 뒤에서 받친 후 나머지 손으로 아기의 턱과 얼굴을 지지해서 바로 누운 자세로 잘 돌렸는가?	0	1	
10	소아의 경우 가슴밀치기를 잘 시행하는가?	0	1	
11	의식을 회복하지 못한 경우 심폐소생술을 실시하는가?	0	1	
총점 (12)				

5. 참고문헌

1) 부산대학교 한의학전문대학원. 한의학기본교육 임상술기지침 2018학년도. 부산:부산대학교한의학전문대학원. 2018.

2) 장태영, 권형주. CPX.OSCE. 서울:퍼시픽북스. 2010.

3) 최준영. 한국의사국가고시 실기시험. 임상술기지침. 서울:고려의학. 2011.

35

뼈관절 부목고정

학습목표	- 손상을 입은 상하지 뼈관절을 부목 고정할 수 있다. - 뼈관절 부목 고정의 목적과 주의사항을 설명할 수 있다. - 뼈관절 부목 고정 시술 후 환자 확인과 교육을 시행할 수 있다.
적응증	- 목적 : 통증 완화 및 관절 전위나 손상 진행 방지 - 질환 : 골절, 탈구, 연부조직손상 등
준비사항	- 진료실 : 스타키넷(Stockinette), 솜패드(cotton pad), 물과 물통(basin), 붕대가위(bandage scissors), 반창고 또는 밴드클립(bandage clip), 석고부목(Plaster cast), 탄력붕대(elastic bandage), 일회용 장갑, 작업대에 깔 비닐 - 환자 : 반지, 시계 등을 제거 - 의사 : 가운
절차요약	- 시술 전 : 환자 자세 준비 - 시술 중 : 스타키넷, 솜패드, 석고부목, 탄력붕대, 반창고, 몰딩 - 시술 후 : 환자 확인, 환자 교육

1. 안내문

가. 실습실 안내문

상지와 하지 골절로 통증을 호소하는 환자의 환부를 석고붕대를 사용해 고정하시오.

2. 절차

가. 시술 전

1) 손 위생

가) 눈에 보이는 오염이 있는 경우 : 물과 비누로 손 씻기

나) 눈에 보이는 오염이 없는 경우 : 물 없이 적용하는(알코올젤) 손 소독

2) 자기소개 및 환자 확인 : "안녕하세요. 학생의사 ○○○입니다. 이름과 나이가 어떻게 되시죠?"
3) 골절 위치 설명 및 동의 구하기 : 환자의 x선 사진을 보고 골절 위치를 설명한 후 술기에 동의를 구한다.
4) 환자 상태 확인 : 골절 부위의 감각, 순환 및 환부 주위의 운동이 원활한지 확인한다.
5) 시술 설명 : "환자분의 통증 완화 및 손상 방지를 위해 석고붕대로 환부를 고정하겠습니다. 석고가 굳으면서 열이 발생할 수 있습니다."
6) 환자자세 준비
   가) 반지와 시계 제거한다.
   나) 환자를 기대어 앉게 하고 환부를 노출한다.
7) 일회용 장갑 착용

나. 시술 중

1) 스타키넷 씌우기 : 석고 부목보다 2~3 cm 길게 하여 부목 끝까지 덮을 수 있도록 한다.

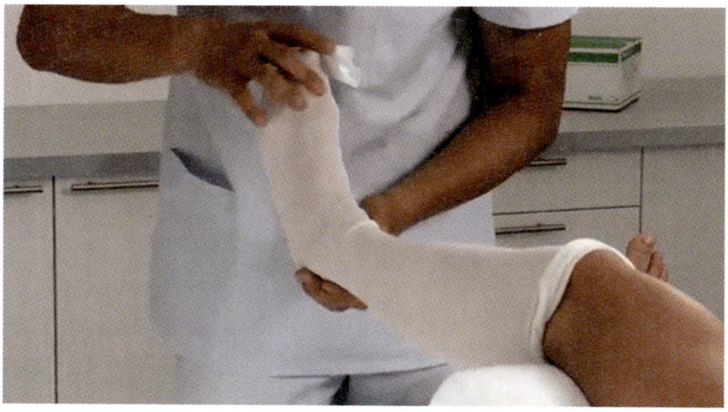

그림 35-1. 스타키넷 씌우기
(출처 : https://www.youtube.com/watch?v=mZjgGa-aenl)

2) 솜패드 감기 : 석고 부목보다 2~3 cm 길게 하여 부목 끝까지 덮을 수 있도록 한다.
   가) 원위부에서 근위부로 감으며 50% 중첩되게 감는 것이 좋다.
   나) 골융기부(비골 근위부, 발 뒤꿈치 등)에는 여분의 솜을 대주어 욕창을 방지한다.
   다) 하지 : 발목과 다리 사이 각도가 있어 감기 어려우면 솜패드를 찢고 다시 감는다.

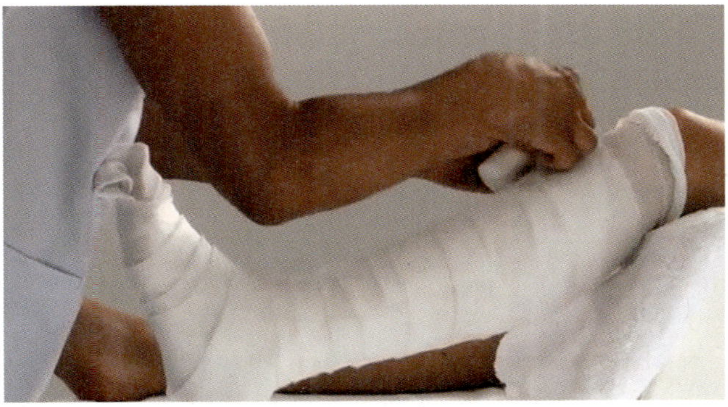

그림 35-2. **솜패드 감기**
(출처 : https://www.youtube.com/watch?v=mZjgGa-aenl)

3) 석고부목 겹치기 : 환부 위에서 부목 고정할 길이를 재고 시행.
   가) 부목 길이 : 골절부 근위와 원위를 고정하도록 관절을 건너가는 길이로 한다.
   나) 상지 : 4인치 석고부목을 12~16겹(왕복 6~8겹)으로 하여 만든다.
   다) 하지 : 6인치 석고부목을 24겹(왕복 12겹)으로 하여 만든다.
4) 물 적시고 짜기 : 작업대에 비닐 깔고 시행.
   가) 석고부목을 실온의 물에 담갔다 뺐다 하여 물이 골고루 배게 한다.
   나) 석고부목을 접어 물을 짜내고, 작업대 위에 편 후 손으로 쓸어 물기를 짜낸다.

5) 환부 석고부목 고정

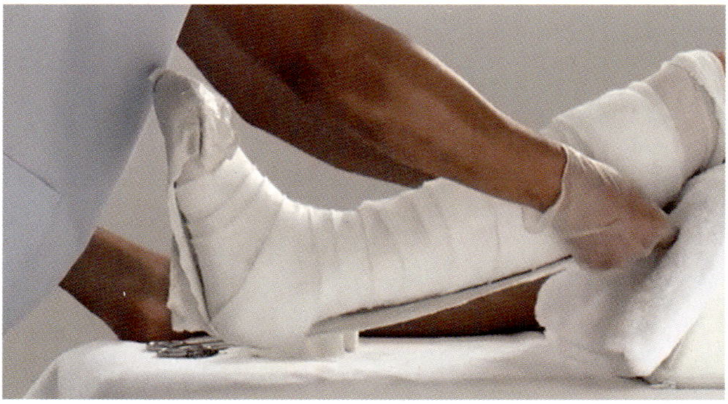

그림 35-3. **석고붕대 고정**
(출처 : https://www.youtube.com/watch?v=mZjgGa-aenl)

6) 석고부목 위로 탄력붕대 감기 : 너무 세게 감지 않도록 한다.

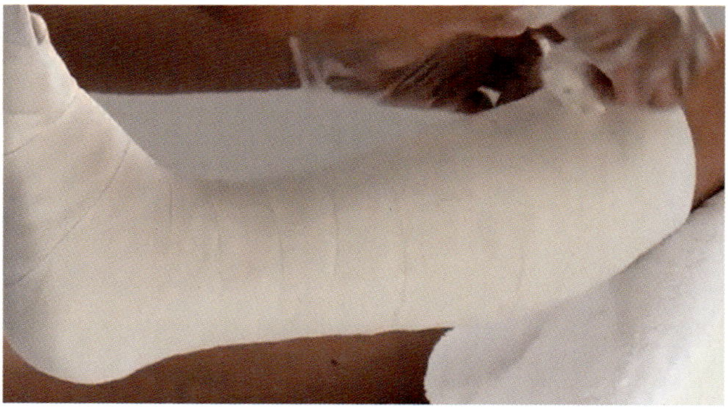

그림 35-4. **탄력붕대 감기**
(출처 : https://www.youtube.com/watch?v=mZjgGa-aenl)

7) 반창고 고정 : 석고부목 끝부분 스타키넷을 접어 석고부목이 살에 닿지 않게 한다.

8) 석고부목 성형(molding) : "석고가 마르면서 열이 날 수 있어요."

가) 상지 : 손목은 20° 정도가 유지되도록 하고 탄력붕대를 손에 쥐여서 자연스런 모양이 되도록 만든다.

나) 하지 : 발목은 90°가 유지되도록 양손으로 잡고 있어야 하고, 무릎은 15° 정도로 하여 자연스런 모양이 되도록 만든다.

다. 시술 후

1) 환자 확인 : 신경 눌림이나 혈액순환장애가 있는지 확인한다.

가) 상지 : 손톱의 capillary filling, 손가락의 온도와 감각 확인한다.

나) 하지 : 발톱의 capillary filling, 발가락의 온도와 감각 확인한다. 환자교육 : "2~3일 정도 시간이 지나면 부목이 헐거워질 수 있습니다. 혹시 차가워짐, 저림, 무감각, 색깔 변화, 약화 등 이상증상이 발생하면 다시 내원해주세요. 부종을 막기 위해 거상 자세를 자주 취하는 것이 좋습니다." (거상 자세 시연)

3) 주변 정리하고 장갑 벗기

4) 손 위생

3. 평가항목

번호	평가내용	점수		
1	시술 전후 손 위생이 잘 시행되었나?	0	1	2
2	환자 정보를 잘 확인했나?	0	1	2
3	부목고정의 설명과 환자자세 준비가 잘 시행되었나?	0	1	2
4	스타키넷 씌우기가 잘 시행되었나?	0	1	2
5	솜패드 감기가 잘 시행되었나?	0	1	2
6	석고붕대 길이와 물 사용이 적절한가?	0	1	2
7	탄력붕대 감기가 잘 시행되었나?	0	1	2
8	석고붕대 형태가 잘 만들어졌나?	0	1	2
9	시술 후 환자 확인이 잘 이루어졌는가?	0	1	2

10	시술 후 환자 교육이 잘 시행되었나?	0	1	2
11	진찰 시 환자 배려는 잘 이루어졌나?	0	1	2
총점 (24)				

4. 참고자료 : 석고붕대 담그는 물의 온도

석고붕대를 담그는 물의 온도는 35도일 때 가장 단단히 굳고, 온도가 낮아지면 천천히 굳는다. 하지만 35~40도 정도의 따뜻한 물로 하면 석고가 굳는 속도가 너무 빨라 원하는 모양으로 만들기 전에 석고가 굳어버릴 수 있어 20~25도 정도 실온의 물을 사용하는 것이 좋다.

5. 참고문헌

1) 경희대학교한방병원. 한방병원 2주기 의료기관인증 교육집. 2017.
2) 최준영. New plus OSCE 수기문항. vol.II. 4판. 서울:고려의학. 2012.

36 염좌관절 압박붕대고정

학습목표	- 염좌가 발생한 부위에 적합한 붕대를 선택할 수 있다. - 순환장애나 신경압박의 유무를 확인 할 수 있다.
적응증	- 관절 부위의 손상으로 인해 압통과 부종이 발생하는 경우 - 관절 안전성의 변화로 불편한 느낌 및 운동성이 용이 하지 않는 경우
준비사항	- 진료실 : 압박붕대, 반창고, 가위 - 환자 : - - 의사 : 가운, 필기구
절차요약	- 처치 전 : 손 씻기, 인사/소개/환자 확인, 환부 신체검사 - 처치 중 : 붕대를 감을 때 몸의 proximal부터 distal까지 적당한 압박을 가하여 감기 - 처치 후 : 하루 동안 붕대 유지 권고 및 염좌에 도움이 되지 않는 행동에 대한 주의사항 전달

1. 안내문

가. 실습실 안내문

염좌관절로 인해 움직임에 무리가 가는 환자의 관절을 고정하시오.

2. 절차

가. 혈액 채취 전 의사의 준비

1) 손 씻기
2) 인사, 소개, 환자정보 확인 : "안녕하세요 ○○○입니다. ○○세 ○○○ 님이시죠?"
(병록번호, 연령, 성별, 성명 확인) - 환자에게 인사를 하고, 자신의 소속과 신분, 이름을 밝힌 후, 환자의 이름과 나이 혹은 생년월일을 확

인하고 환자가 불편한 마음이 들지 않도록 따뜻하고 친절한 태도로 환자에게 염좌 부위를 살피겠다고 말한다.

3) 처치 전 환자 상태 점검

- 환자의 방문 목적과 신체검사를 통해 아픈 부위를 확인한다.

4) 손 씻기

- 의사는 손을 깨끗이 씻는다.

나. 처치 부위 준비

- 환자에게 통증 위치를 확인하고 운동 및 신체검사를 통한 손상부위의 상태를 세밀히 점검한다.

다. 처치 세트 준비

- 반창고를 미리 잘라 놓는다.
- 손상 부위에 맞는 붕대를 선택한다.(팔 : 4 inch, 다리 : 6 inch)

라. 염좌관절 압박붕대 고정 처치

- 탄력붕대를 바깥으로 풀리도록 잡고 붕대 너비의 1/2 또는 1/3 정도 되도록 감아 주면서 몸의 proximal부터 distal쪽으로 감아 올라간다.
- 붕대를 감을 때에는 발가락 끝이나 손가락 끝 부위 같은 말초부위는 혈액순환을 확인하기 위해 노출시킨다.
- 적당한 압박을 가하며 붕대를 감은 후 반창고를 이용해 붕대를 고정한다.
- 붕대를 감은 후 말초 부위에 혈액의 공급이 원할 한지 손가락, 발가락 끝의 색을 확인한다.

마. 처치 마무리

- 환자에게 압박붕대를 하루 동안 착용하기를 권장하고 염좌 개선에 도움이 되지 않는 활동 등에 대해 주의사항을 전달한다.

3. 평가항목

번호	평가 내용	점수		
1	의사는 검사 전 준비 사항을 잘 시행하였는가?	0	1	2
2	의사는 환자의 염좌 부위의 상태를 미리 점검하였는가?	0	1	
3	의사는 환자의 염좌 부위에 맞은 크기의 붕대를 준비하였는가?	0	1	
4	붕대를 감을 때 몸의 proximal부터 distal 쪽으로 감아 올라갔는가?	0	1	
5	압박의 가함 정도가 적당하였는가?	0	1	
6	붕대를 감을 때 발가락 끝이나 손가락 끝 부위 같은 말초부위는 노출시켰는가?	0	1	
7	붕대를 감은 후 말초부위에 혈액의 공급이 원할 한지 손가락, 발가락 끝의 색을 확인하였는가?	0	1	
8	환자에게 붕대를 감은 후 유지일 설명하고 염좌 개선에 도움이 되지 않는 활동 등에 대해 주의사항을 전달하였는가?	0	1	
9	의사는 검사가 끝난 후, 검사가 끝났음을 알리고 감사를 표한 후 결과에 대해 환자에게 요약 설명하였는가?	0	1	2
총점 (11)				

4. 참고문헌

1) 대한의학회, 인턴 수련교육 및 진료 지침서, 서울:아람인쇄. 2003:77-8.

2) 혈액학실험교재, 최신임상혈액학, 서울, 대학서림. 2004:1-12.

3) Reichman EF, Simon RR, Emergency medicine procedures. New York : McGraw-Hill. 2004:297-313.

4) Marbas LL, Case E. Blueprints Clinical Procefures. Baltimore : Lippincott. 2004:80-1.

한의 임상술기집

2019년 1월 10일 인쇄
2019년 1월 15일 발행

저 자 : 경희대학교 한의과대학
임상술기집 편찬위원회

발 행 자 : 최 병 진

정가 : 25,000원

발 행 처 : 도서출판 고 려 의 학
(02880) 서울 성북구 성북로9길 1 보문빌딩 3층
Tel. 765-0333, 0337
Fax. 743-2288

ISBN 979-11-89210-02-1

등록번호 : 제 1-519호 1978. 6. 29.